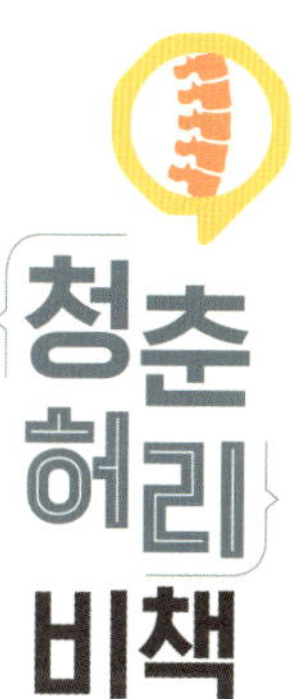

디스크 닥터 이승철 원장의 허리가 젊어지는 백세 건강법

청춘 허리 비책

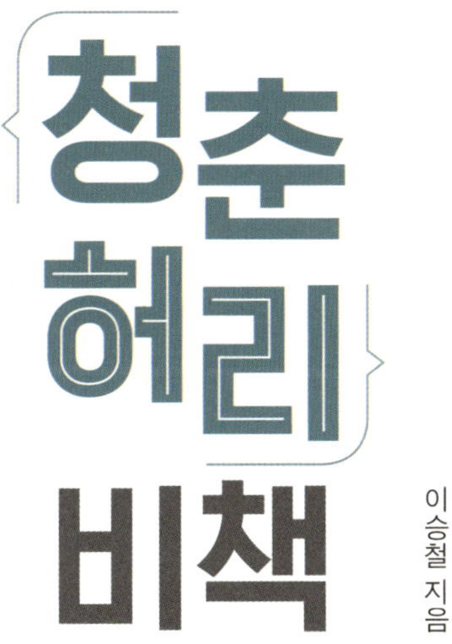

이승철 지음

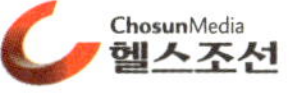

ChosunMedia
헬스조선

PROLOGUE

척추질환에 대한 두려움을 떨쳐내고,
모두가 척추 건강을 오래 유지할 수 있기를 바라며

척추질환을 치료하는 전문의로서, 허리와 목이 아파 진료실을 찾는 수많은 환자를 만나며 세월이 흐를수록 환자의 입장에 서 있는 스스로를 보게 된다. 혈기 왕성하고 자신감이 넘치던 시절에는 모든 질병을 의사의 눈으로만 보고, 의사의 입장에서만 질병을 완벽히 치료하고자 노력했던 것 같다. 때로는 환자의 마음을 이해할 수 없었고, 왜 의사의 마음을 몰라주나 섭섭해할 때도 있었다.

하지만 벼도 무르익으면 고개를 숙이는 만고의 진리를 이제야 몸소 깨달아가는 것 같다. 나도 나이가 들면서 환자들처럼 몸이 여기저기 아프기도 하고, 부모님과 친지들의 질병을 보호자 입장이 되어

5

지켜보았다. 예전과는 다르게, 정말 마음속 깊이 환자의 마음을 알게 되었다. 환자와 보호자는 답답하다. 몰라서 또는 무서워서, 아니 아예 아무것도 몰라서 병을 두려워한다.

우리는 지금 인터넷과 스마트폰이 일상생활 깊숙이 자리잡고 있는 세상에 살고 있다. 무언가 궁금한 것이 생기면 스마트폰부터 찾는다. 이와 같은 인터넷 환경은 우리의 삶을 바꾸어 놓았고, 언제 어디서나 정보를 공유하며 자신의 경험을 함께 나누고 사는 시대가 되었다. 하지만 여전히 수많은 정보 속에서 정말로 무엇이 올바른 사실인지 모를 때도 많다. '허리가 아프고 다리가 당기는데 디스크인가? 병원에 가면 수술하자고 하는 것은 아닐까? 허리에 칼을 대면 큰일 난다고 하는데…' 하며 온갖 생각을 하게 된다. 디스크 치료법을 인터넷에 검색하면 수많은 정보가 나오고 방법도 제각각이다. 무엇이 옳은 사실인지 아닌지, 도통 알 수가 없다.

척추질환은 평생 가는 병이다. 어릴 때부터 잘 알고 관리해서 병에 걸리지 않는 것이 최선이다. 하지만 이미 찾아온 질환을 두려워하고, 피하려고만 하면 척추는 점점 더 망가진다. 따라서 우선적으로 모든 사람이 척추질환에 대한 정확한 지식을 갖고 있는 것이 중요하다. 질환에 대한 진단과 치료는 병원에서 책임지고 할 의무이지만, 관리자인 환자 스스로가 병에 대한 정확한 지식이 있어야 평생 척추를 건강하게 유지할 수 있다. 무섭게만 느끼던 질환을 제대로 알고 두려움에서 벗어나 정확한 대책을 세웠으면 한다.

조금은 딱딱하고 어려운 이야기일 수 있지만 척추질환을 가진 사람이나 그의 가족들이 정확히 자신의 병을 이해하고 적절한 치료를 받기를 바라며 이 책을 쓰기로 마음먹었다. 두려움과 아픔으로 고통받는 사람들에게 조그마한 보탬이 되리라 기대해본다.

지난 의사 생활 동안 함께해온 나의 동료 의사, 간호사를 비롯한 병원의 모든 스텝들이 힘을 써준 데 대해 무한한 감사를 표한다. 그들의 도움이 있었기에 많은 환자들이 고통에서 해방될 수 있었다. 묵묵히 지켜봐주신 부모님과 가족들에게도 고마움을 전하고 싶다. 또한 환자의 입장에서 그들을 위한 의술을 펼칠 수 있도록 늘 도움을 주신 더조은병원의 도은식 원장님께도 감사를 드린다.

2017년 가을,
이승철

PART 1

척추, 우리는 얼마나 알고 있을까?

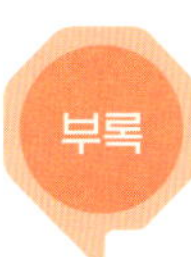

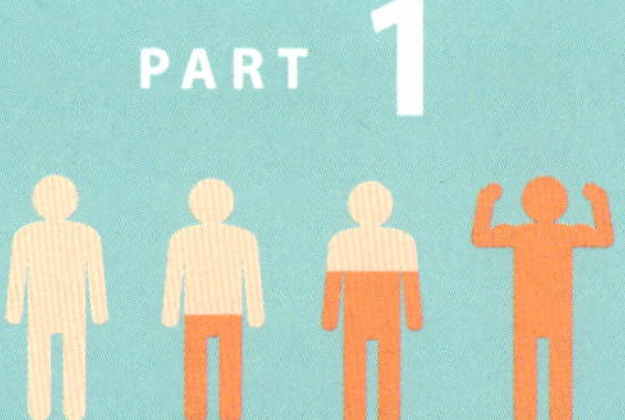

PART 1

척추,

우리는 얼마나 알고 있을까?

톱니바퀴처럼 맞물린
척추의 구조

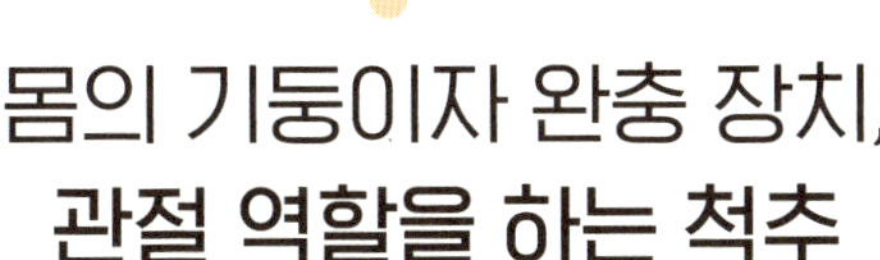

몸의 기둥이자 완충 장치, 관절 역할을 하는 척추

허리 건강을 지키고 통증 없이 살기 위해서는 척추에 대해 잘 알고 있어야 한다. 우리는 아프면 병원에 가서 치료를 받는다. 그러나 통증의 원인을 모르고 몸에 대한 이해가 선행되지 않는 한 통증은 계속해서 재발할 것이다. 원인이 제대로 해결되지 않았고, 몸의 구조와 역할에 대한 이해를 통해 척추 건강을 제때 지키지 못했기 때문이다.

따라서 지금의 통증을 해결하고 앞으로 찾아올 통증을 예방하기 위해서는 우리의 몸, 특히 척추에 대해 정확히 이해하고 원인을 파악해야 한다.

우리 몸의 대들보,
척추의 역할

척추는 여러 가지 역할을 한다. 몸을 움직이는 관절 역할도 하고, 충격을 완화시켜주는 완충 장치 역할도 한다. 몸 구석구석으로 퍼져나가는 신경의 통로도 되어준다. 척추가 우리 몸에서 어떤 역할들을 맡고 있는지 조금 더 구체적으로 살펴보자.

- **기둥 역할** 척추는 뼈·디스크·근육·인대로 구성되어 있으며, 몸통의 형태를 유지하게 만들고 단단히 받쳐준다.

- **관절 역할** 여러 개의 뼈가 만나 분절을 이루는 척추는 목이나 몸통을 숙이고, 젖히고, 비트는 등 복합적 운동을 할 수 있게 해준다.

- **충격 완화 역할** 척추의 뼈와 뼈 사이에는 디스크라는 완충 물질이 있다. 디스크 덕분에 몸을 움직일 때 일시적으로 받는 큰 충격, 지속적으로 받는 충격이 완화된다. 또한 척추는 S자 곡선을 이루며 스프링처럼 외부로부터 몸에 전달되는 충격을 완화시킨다.

- **신경의 통로 역할** 두개골과 척추는 신경을 감싸고 있다. 특히 척추는 여러 개의 뼈가 정확하게 조합되어 터널을 이루고, 뇌로부터 온몸으로 퍼져나가는 신경의 통로가 되어준다.

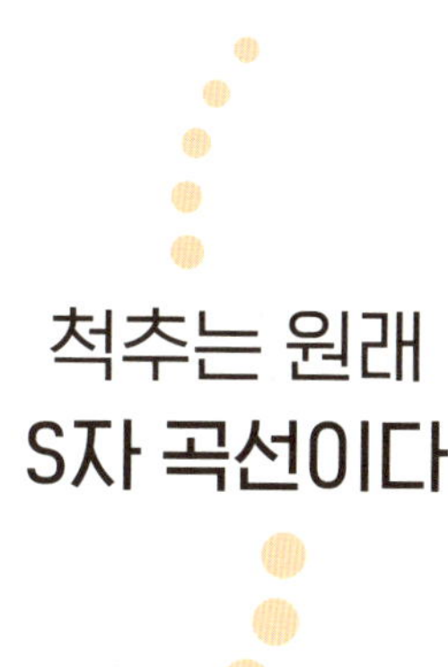

척추는 원래
S자 곡선이다

척추는 앞에서 보면 일직선이고, 측면에서 보면 곡선을 이루고 있다. 왼쪽을 바라보고 서 있는 사람을 보면 목은 C자 모양(전만)이고, 등의 곡선은 역C자 모양(후만)이다. 그 아래의 허리 곡선은 다시 C자 모양(전만), 천추라고 부르는 엉덩이까지는 다시 좌우가 반대로 된 C자 모양(후만)이다.

따라서 전체적으로는 2개의 S자 곡선이 이어진 것처럼 보인다. 이렇게 척추가 곡선을 이루고 있기 때문에 외부로부터 충격을 받았을 때 큰 스프링처럼 충격을 완화시키는 역할을 할 수 있다.

직립 보행을 하며 얻게 된
척추의 S자 곡선

척추의 S자 곡선은 인간이 직립 보행을 하게 되면서부터 만들어졌다. 이는 인간의 성장 과정에서도 관찰된다. 신생아 때는 전체적으로 웅크린 역C자의 척추 곡선을 가지고 있다가 기고 일어서는 과정에서 점차 성인과 같은 S자 곡선으로 변화되는 것을 볼 수 있다.

척추에는 목뼈 7개, 등뼈 12개, 허리뼈 5개, 그 아래 엉덩이 부분에 큰 삼각형의 엉덩이뼈, 즉 천추가 1개 있다. 천추도 본래는 5개의 작은 뼈들로 이루어져 있었는데 엄마 뱃속에서 융합되어 태어날 때

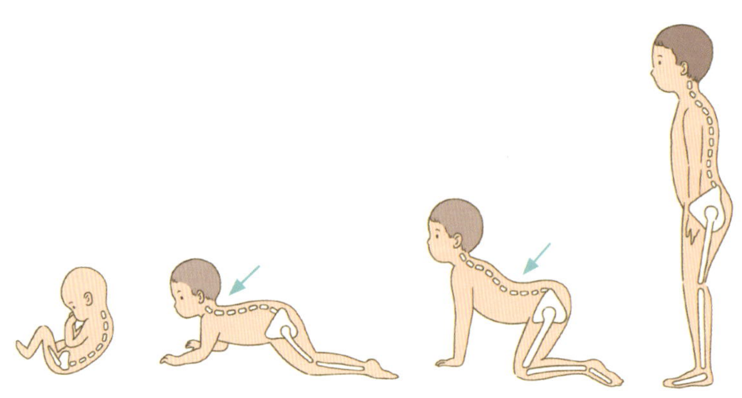

성장에 따른 척추 곡선의 변화

척추는 성장하면서 차츰 S자 형태가 된다. 엄마의 뱃속에서는 C자 형태였다가 기게 되면서 목의 만곡이 생기고, 점점 허리의 만곡도 만들어진다. 또 일어서서 걸으며 정상적인 S자 곡선으로 변한다.

하나로 붙은 것이다. 천추가 융합되는 과정에서 위에 있는 허리뼈가 1개 더 천추에 붙기도 하고, 덜 붙기도 한다. 따라서 어떤 사람은 허리뼈가 4개, 또 어떤 사람은 6개인 경우도 있다. 물론 이런 경우는 병이 아니므로 걱정할 필요가 없다.

척추의 뼈에는 각각 번호를 붙여 지칭한다. 목뼈는 머리 쪽에서부터 제1~7번 경추로, 등뼈는 7번 목뼈 아래쪽부터 제1~12번 흉추로 불린다. 그 아래의 허리뼈는 순서대로 제1~5번 요추로 불린다.

그리고 뼈들 사이에 디스크가 있다. 하지만 뼈와 뼈 사이에 존재하는 디스크에는 번호가 없다. 그래서 디스크는 '제5번 경추와 제6번 경추 간(間) 디스크' 또는 '제4번 요추와 제5번 요추 사이 디스크' 식으로 표기한다. 일반적으로 '4-5번 디스크'라고 부르는 것은 '제4번 요추와 제5번 요추 사이의 디스크'를 뜻하는 것이다.

경추나 요추와 달리 등뼈, 즉 흉추에는 갈비뼈가 붙는다. 갈비뼈들은 척추를 중심으로 해서 몸 양쪽으로 뻗어나가고, 위아래가 붙어 커다란 통 모양을 이룬다. 이것을 흉곽이라고 한다. 생명을 유지하는 심장과 폐가 흉곽 속에 들어 있다. 덕분에 우리 몸에서 흉추부 질환의 발생 빈도가 가장 낮다.

목·등·허리, 즉 척추를 이루는 이 세 부분은 독립적으로 움직일 수 있으나 톱니바퀴처럼 맞물려 있기 때문에 서로의 움직임에 영향을 미친다. 그런데 톱니바퀴처럼 맞물린 척추가 망가지면 어떻게 될까? 외부로부터 받는 충격을 제대로 흡수하지 못해 어딘가 고장이

나기 시작할 것이다. 목과 등, 허리가 이루는 각각의 만곡이 무너지면 척추 전체의 S자 곡선도 무너지고, 척추를 구성하는 각각의 뼈와 디스크 등 모든 조직에 악영향을 끼친다.

쉽게 말해, 허리가 구부정한 자세로는 아무리 노력해도 목을 반듯하게 만들 수 없다는 뜻이다. 반드시 허리를 곧게 펴야 등과 목도 바르게 펼 수 있고, 척추 전체의 건강도 제대로 지킬 수 있다. 허리병을 가진 사람은 비록 증상이 없더라도 목이나 등도 망가질 확률이 크다. 그렇기 때문에 우리는 항상 척추의 S자 곡선을 최대한 유지할 수 있는 방법을 찾고 실행해야 하는 것이다.

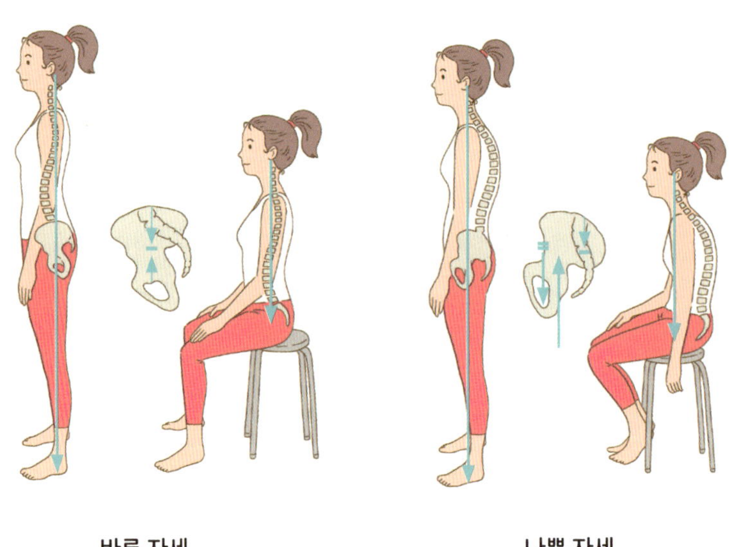

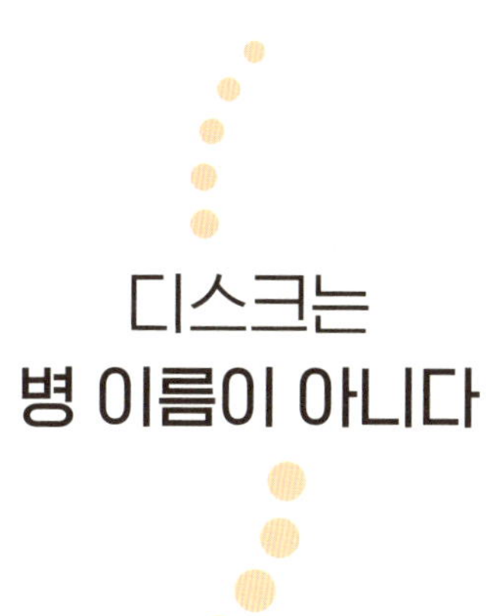

디스크는
병 이름이 아니다

흔히들 허리가 아프다고 하면 "디스크 아니야?"라는 말을 한다. 허리병은 곧 '디스크'라는 말과 동일하게 쓰인다. 하지만 디스크는 척추의 뼈와 뼈 사이에 놓인 원판(intervertebral disc) 즉, 추간판(椎間板)을 뜻하는 해부학적 명칭이지 병명(病名)이 아니다.

이렇듯 허리병에 관해서는 잘못 이해하거나 정확하게 모르고 하는 이야기들이 많다. 그래서 관리를 잘못하거나 적절한 치료를 받지 못한 경우도 흔하다. 자신의 허리 상태를 제대로 파악하기 위해서는 먼저 정확한 정보를 알고 있어야 하는데 말이다.

디스크,
바로 알자!

앞서 언급했듯이 디스크란 원래 '인터버터브럴 디스크(intervertebral disc)'의 줄임말이다. 척추 뼈(vertebra)와 뼈 사이(inter-)에 있는 원판(disc)이라는 뜻이다. 한자로는 척추를 의미하는 '추(椎)', 사이를 뜻하는 '간(間)', 편평한 판을 뜻하는 '판(板)' 또는 '반(盤)'을 써서 '추간판' 또는 '추간반'이라고 한다.

인터버터브럴 디스크(추간판)에 문제가 있는 병이 바로 '디스크병'이다. 디스크병이 발병한 부위에 따라 다르게 부르는데, 허리 부분에 생기면 허리 디스크병이고 목에 생기면 목 디스크병인 것이다. 제대로 표현하면 '디스크질환' 또는 '디스크병'이라고 하는 것이 옳다. "간(肝)에 병이 있다"고 할 수는 있으나 "간이다"라고 말하는 것이 잘못된 표현인 것과 같은 이치다.

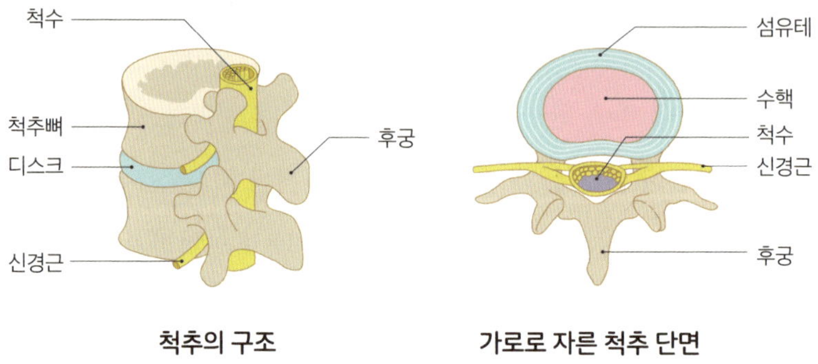

척추의 구조   가로로 자른 척추 단면

또 허리가 아프다고 해서 모두 디스크병인 것도 아니다. 허리병은 종류가 다양한데, 디스크병은 그 가운데 하나다.

그리고 디스크병의 종류도 여러 가지다. 대표적으로 디스크가 만성적으로 망가지는 퇴행성 디스크 변성증이 있다. 디스크의 일부가 튀어나와 신경을 누르는 디스크 탈출증, 신경관이 좁아지는 척추관 협착증 등도 허리 디스크병에 속한다.

그런데도 허리가 아프면 무조건 "디스크다!"라고 말하는 것은 디스크 탈출증을 염두에 두고 하는 말이다. 허리 수술을 받게 되는 가장 흔한 원인이 디스크 탈출증이라서 마치 이 병이 허리병의 대명사처럼 불리는 것이다. 하지만 디스크 탈출증은 척추에 생기는 많은 질환들 가운데 하나일 뿐이라는 것을 기억하자.

요통은 그 자체가 병이라기보다 허리가 아프거나 병에 걸렸을 때 나타나는 여러 증상 가운데 가장 흔한 증상이라고 생각해야 옳다. 따라서 그 원인을 먼저 정확하게 알아야 한다. 그런 뒤에 증상과 질환에 맞는 조치를 취하고 척추를 올바르게 사용하는 것이 바람직하다.

디스크는
나무의 나이테를 닮았다

척추의 뼈와 뼈 사이에 있는 디스크는 원판 형태로 생겼다. 한가운데에 위치한 수핵과 이를 둘러싼 섬유테, 위아래에 뼈와 경계를 이루는 연골판으로 이루어졌다.

젊고 건강한 수핵은 80%가 물이고 나머지는 콜라겐으로 구성되어 있어, 푸딩이나 젤리보다 훨씬 더 탄성이 좋고 잘 부스러지지 않는다. 수핵은 튼튼한 섬유테에 둘러싸여 있는데, 이러한 구조 덕분에 압력이 전달되면 충격을 흡수하고 척추의 움직임에 따라 형태가 변해 몸을 유연하고 원활하게 움직일 수 있도록 해준다.

건강한 상태의 수핵이 탈출하는 경우는 아주 드물다. 그런데 수핵에 노화가 찾아오거나 만성적으로 망가져 퇴행이 일어나면 점차 본래의 성질을 잃게 된다. 수분 함량이 줄어들고 딱딱해지면서 부피가 작아진다. 따라서 디스크가 퇴행되면 충격을 제대로 흡수하지 못하고, 그 충격은 고스란히 척추로 전달된다. 또한 수핵이 잘 부스러져 섬유테에 가해지는 압력이 높아진다.

섬유테는 여러 겹의 섬유층이 방사형으로 겹쳐져 수핵을 둘러싸고 있다. 마치 래디얼 타이어(스틸 와이어 등의 보강재를 안쪽에 넣

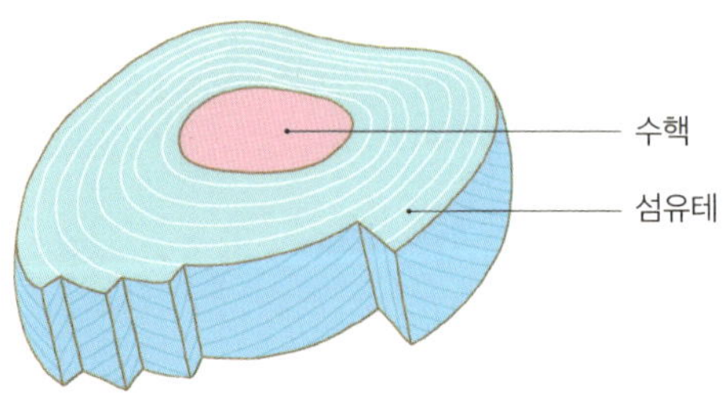

수핵과 섬유테의 구조

고, 바깥쪽을 고무로 여러 겹 감싸 만든 타이어) 또는 나무의 나이테와 같은 구조여서 충격에도 쉽게 찢어지지 않는다. 그런데 수핵이 변성되고 딱딱해지면 충격 흡수가 안 되어 압력이 증가하고 수핵의 부피가 줄어든다. 그러면 바람이 빠진 타이어처럼 섬유테의 테두리가 접히면서 디스크의 내구성이 감소된다. 이후 지속적으로 압력이 증가하면 결국 디스크가 찢어진다.

연골판은 0.6~1mm 두께로 위아래 척추 뼈와 디스크 사이에 놓여 있다. 성장기에 척추의 뼈를 자라게 하고 디스크에 영양분을 공급하는 역할을 한다. 이 때문에 어떤 사람은 디스크가 연골이냐고 묻기도 하는데, 디스크는 엄밀히 말해 연골과는 다르다.

지금은
만성 허리병 시대

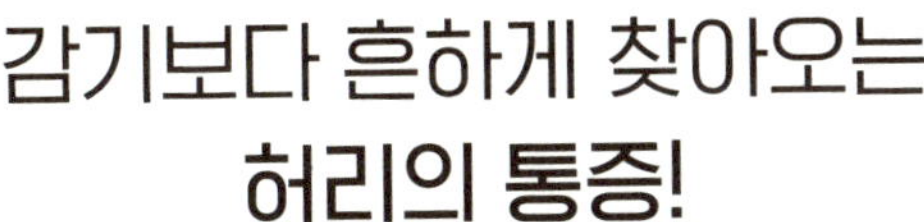

감기보다 흔하게 찾아오는
허리의 통증!

대부분 한두 번쯤 허리에 나타나는 통증을 경험한다. 전체 인구의 80%가 생활에 지장이 있을 정도의 요통을 경험하고, 그중 30%가 입원 치료를 받는다. 하지만 수술까지 하는 사람은 15% 정도에 지나지 않는다. 85%에 달하는 사람들은 수술을 하지 않고도 저절로 좋아진다.

요통은 아주 흔한 증상이지만 심각한 경우는 그리 많지 않다. 그러나 때로는 통계를 믿고 제대로 치료받지 않는 경우가 있다. 병원을 찾을 정도가 아닌 증상을 포함하여 모든 경우를 100%로 보았을 때 수술이 필요한 경우는 15~20%에 불과하다는 것인데 일상적인 치료 후에도 호전되지 않은 병적인 경우, 특히 수술이 필요한 사람들이 이 통계를 잘못 해석하여 수술이나 특정 치료를 받지 않아도 되는 것으로 착각하는 상황도 많다.

단순 요통과 디스크질환은 무엇이 다를까?

허리가 아프다면 먼저 왜 아픈지 통증을 일으키는 원인을 알아야 한다. 그리고 요통의 원인이 척추질환만은 아니라는 사실도 알아야 한다. 겉으로 나타나는 증상이 비슷해 다른 원인 질환을 가진 환자가 척추 병원을 찾는 경우도 많다. 내과질환이나 부인과질환도 병적인 요통을 일으킬 수 있다. 신장염이나 자궁내막증이 있으면 심한 허리 통증을 느낄 수 있고, 여러 질환들이 복합적으로 작용해 요통이 나타나기도 한다.

물론 허리 통증을 일으키는 가장 주된 원인은 역시 척추질환이다. 병원을 찾지 않고도 민간요법을 시행하거나 간단히 파스만 붙이고 저절로 좋아지는 대다수의 증상을 '단순 요통'이라고 부른다. 그리고 전문적인 치료가 필요한 나머지 소수의 통증을 '병적인 요통'이라고 본다.

단순 요통은 별다른 치료를 하지 않아도 2~3주 안에 좋아진다. 대개 일시적인 외상에 기인한 것으로, 근육이나 인대에 염좌(염증)가 생긴 것이다. 그러나 뼈나 디스크에 이상이 있으면 통증이 호전되지 않는 경우가 많으니 주의해야 한다. 단순 요통 증상이 반복되거나 오래 지속된다면 병적인 상태가 아닌지 의심해봐야 하며, 병원을 찾아 정확한 진단을 받아보는 것이 좋다.

병적인 요통은 전문적인 치료가 필요한 상태다. 뼈, 디스크, 인대, 근육 중 어디에서든 병적인 원인이 발생될 수 있지만 그중 디스크로 인한 질환이 가장 흔하다. 디스크의 원래 성질과 상태가 망가지는 '변성' 과정을 거쳐 디스크에 '퇴행'이 일어나기 때문이다. 대부분의 퇴행성 디스크질환은 디스크 자체가 퇴행된 결과물이라고도 할 수 있다.

따라서 다양한 유사 질환들 중 요통의 원인을 정확히 찾아내기 위해서는 전문가의 진단이 필수적이다. 같은 디스크질환이라도 종류나 정도에 따라 치료 방법이 제각각이기 때문이다.

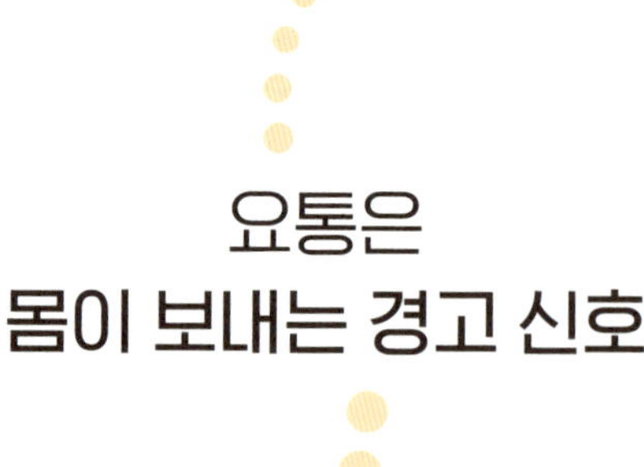

요통은
몸이 보내는 경고 신호

요통 때문에 병원을 찾는 사람은 일부에 불과하지만 주변을 돌아보면 허리가 아프다는 사람이 너무나도 많다. 요통은 우리 몸에 나타나는 질환 중 감기에 이어 두 번째로 흔한 질환이다. 다만 대부분 간단한 치료나 민간요법만으로도 증상이 나아져 무시하고 지나쳤기 때문에 문제가 되지 않을 뿐이다.

단순 요통을 겪다가 나아진 사람 중 일부는 단순 요통을 다시 앓는다. 그러다 단순 요통이 반복되면 마침내 병적인 상태로까지 발전한다. 통증이 나타나는 초기 단계일 때는 조심하고 예방만 잘해도 병적인 단계로 넘어가지 않기 때문에 단순 요통은 아무런 치료

없이, 그 원인을 제거하는 것만으로도 증상이 저절로 좋아진다. 하지만 단순 요통은 '허리 관리를 잘하라'는 일종의 경고다. 이를 무시하고 지속적으로 허리를 혹사하면 불행한 결과를 초래할 수 있다.

단순 요통, 방치하면 병을 키운다

"허리에 자신 있을 때 허리를 돌아보라"라는 말이 있다. 단순 통증은 어느 날 아팠다가 별다른 치료 없이도 자연스럽게 사라진다. 그런데 사실 '단순 통증'도 그냥 무시하고 지나쳐서는 안 된다. 통증은 이유 없이 생기지 않기 때문이다. 검사상 큰 이상이 보이지 않는 '단순 염좌'일지라도 척추에 염증을 일으킬 만큼 부하가 걸리는 행동을 반복했거나 잘못된 자세로 생활해 발생한 것이므로, 이를 반성하고 평소의 잘못된 습관을 고치려는 노력과 주의를 기울여야 한다.

한편 질환이 있는데도 단순 요통으로 오인하는 경우도 흔하다. 발병 초기에는 여간 무리하게 쓰지 않는 이상 아무런 통증이 없다. 그러니 일단 요통이 나타났다는 것은 정도의 차이만 있을 뿐 척추질환을 가지고 있을 가능성이 높다. 반복된 통증이 나타날 즈음에는 이미 질환이 상당히 진행된 경우가 많다. 따라서 척추질환이 생기기 전에 예방하고, 병이 생겼더라도 조기에 진단받고 치료한 뒤 관리하는 노력이 중요하다는 뜻이다.

허리 건강,
미루는 순간 끝이다

아무런 증상이 없다가 간혹 한 번씩 허리가 뜨끔하거나, 며칠 동안 아프다가 저절로 좋아지는 경우가 있다. 이때 대부분의 사람들은 그 순간만 지나면 괜찮아지고는 하니까 별일 아닌 것으로 치부하고 요통을 쉽게 넘겨 버린다. 일 년에 한두 번씩 주기적으로 아프다가 다시 좋아지기를 반복하는 경우도 흔하다. 일반적으로 병적인 상태가 되어 병원을 찾는 환자 대부분이 평소 무시하고 지나칠 만한, 심하지 않은 통증을 느꼈다고들 한다. 하지만 병이 심해져 평소와 달리 쉽사리 증상이 좋아지지 않을 때에야 병원을 찾는 경우를 많이 봐왔다. 반복되는 증상의 원인을 정확히 알지 못하고 적절한 치료와 원인 요소를 제거하지 않은 탓이다.

담배를 피우는 사람이 동네 병원을 찾아 기침약만 먹고 증상을 줄여왔다고 생각해보자. 기침 외에는 큰 이상을 못 느끼게 되니, 담배를 끊지 않고 계속 피운다. 이런 식으로 흡연을 지속하면 향후 폐암 등의 큰 병으로 발전할 가능성이 크다. 허리도 마찬가지다. 반복되는 요통의 원인을 제대로 알지 못하고 잘못된 습관을 고치지 못하면 정말 수술을 필요로 하는 큰 질환으로 발전한다.

그러므로 요통이 심하지 않고, 짧게 지속되더라도 무시하면 안 된다. 특히 요통의 강도가 점점 심해지는 경우, 요통을 느끼는 주기가 짧아지는 경우, 이전보다 요통이 지속되는 기간이 길 경우에는 단순 요통이 병적인 상태로 진행된 것이 아닌가 의심해봐야 한다.

가장 좋은 것은 병원을 찾아 자신의 허리 상태를 정확하게 파악하는 것이다. 병원에서도 초기 환자들에게는 수술이나 복잡한 검사를 권유하지 않는다. 병원을 찾아가는 약간의 수고를 감수하면 자신의 상태에 적절한 치료법과 관리법을 찾을 수 있다. 병이 커지는 일을 막을 수 있는 것이다. 치료와 더불어 전문가의 처방에 따라 평소의 자세와 습관을 점검하고, 허리를 망가뜨리는 원인 요소를 제거해야 함은 물론이다.

허리 건강에 있어서는 '더 아프면 그때 가서 챙기자' 하며 미루지 말자. 당장 일상생활을 하는 데 지장을 주지 않아도 허리가 아플 때는 반드시 적절한 치료와 관리를 해주어야 한다. 한번 망가진 허리는 다시 원래대로 돌아오지 않는다.

허리를 망치는
잘못된 습관을 경계하라

허리가 망가지는 가장 주된 원인은 잘못된 자세다. 사람들은 일반적으로 큰 사고나 특별한 충격이 있어야 병이 생긴다고 생각한다. 하지만 크지 않은 충격이 계속해서 누적되면 한 번의 강한 충격보다 더욱 큰 손상을 척추에 입힐 수 있다. 즉, 일상생활에서 취하는 나쁜 자세가 척추에 지속적으로 부담을 가중시킨다는 말이다. 자세에 따라 척추에 전달되는 부하는 크게 달라진다. 무거운 물건을 들지 않아도 체중의 몇 배에 달하는 부하가 척추에 걸릴 수 있다. 이런 나쁜 습관이 서서히 척추를 망가뜨린다. 허리를 무리하게 사용했을 때도 요통이 생긴다. 자신이 가지고 있는 근육의 힘 이상을 지속적으로 사용했을 때 척추가 망가지기 때문이다.

따라서 평소 잘못된 자세를 경계하고, 척추가 가능한 범위 이상의 힘을 받지 않도록 하는 등 일상에서의 습관부터 바로잡길 권한다.

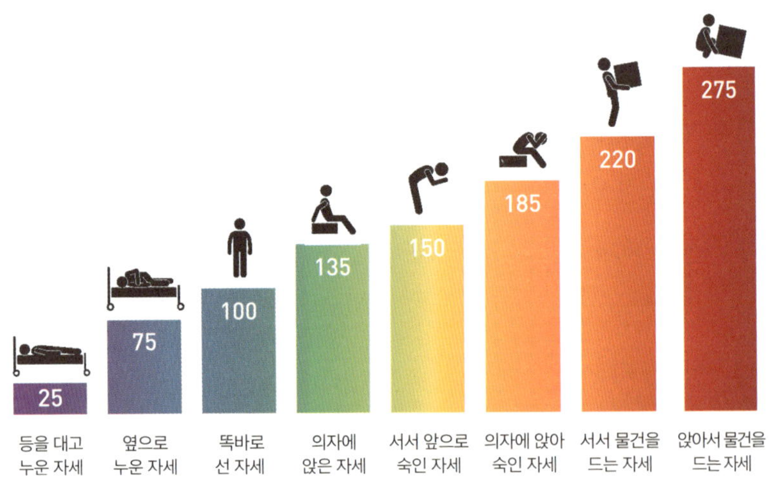

자세에 따라 허리가 받는 압력

꼭 무거운 물건을 들지 않더라도 자세에 따라서 체중의 몇 배에 달하는 부하가 걸린다. 동작에 따라 허리가 받는 부하 즉, 압력이 어느 정도인지 비교해 보자. 막대의 길이가 길수록, 색이 붉어질수록 허리에 가해지는 부담이 크다(숫자는 서 있는 자세를 100으로 봤을 때의 상대적인 수치).

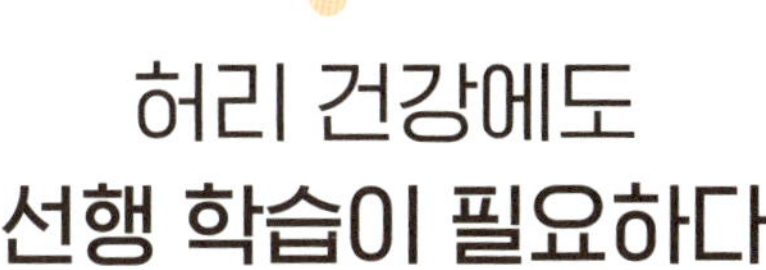

허리 건강에도
선행 학습이 필요하다

허리병은 대부분 아주 서서히 진행되므로 일정 수준 이상 망가지기 전까지는 심한 증상이 나타나지 않는다. 이 말을 뒤집어 보면 '증상을 느낄 정도로 한번 망가진 척추는 다시 정상으로 돌아오지 않는다'는 뜻과 같다.

그러니 선행 학습을 하듯, 아프기 전부터 허리를 관리하고 병을 예방하는 것만이 허리를 지키는 최선의 방법이다. 증상이 나타나지 않았을 때부터 돌봐야 '오래 쓰는 허리', '나이에 비해 젊은 허리'를 가지고 건강하게 살 수 있다는 의미다.

허리 통증을
일으키는 이벤트는 따로 있다?

허리에 통증이 나타나는 경우는 크게 두 가지로 나눌 수 있다. 첫 번째, 병이 어느 정도 깊어지고 난 뒤 별다른 계기 없이 어느 날 갑자기 증상이 나타나는 경우다. 이런 환자들은 어떻게 통증이 생겼냐고 물어보면 원인이 될 만한 요소를 찾지 못한다. 하지만 대개 '수년 전부터 주기적으로 통증이 나타났다'라고 말한다.

두 번째, 어떤 특정 이벤트와 연관된 경우다. 예를 들면 무거운 물건을 들고 난 뒤라든가 교통사고를 당한 뒤 허리 통증이 발생하는 것이다. 또는 평소 만성적이던 요통이 특정 사건 이후 더욱 심해진 경우도 있다. 이와 같이 많은 사람들이 '이번에 겪은 이벤트 때문에 허리병이 생겼다'라고 믿는다. 즉, 디스크질환이 외상 때문에 생겼다고 이해하는 것이다.

그러나 디스크의 변성은 한두 번의 사소한 충격으로 발생되는 것이 아니다. 그래서 일반적인 허리병을 외상이라고 하지 않고, 퇴행성 질환이라고 한다. '퇴행성 질환'이란 선천적인 기형이나 감염, 외상성 원인을 제외하고, 일상생활에서 몸을 쓰면서 조직의 손상이 일어난 질환을 말한다. 따라서 연령이 높을수록 몸의 사용 기간도 길어지므로 당연히 퇴행성 질환은 노년층에서 많이 나타날 수밖에 없다. 하지만 젊은 사람도 몸을 잘못된 방법으로 사용했거나 단기간에 과도하게 사용하면 퇴행성 질환이 나타난다.

당장 증상이 나타나지 않았을 뿐이지 나쁜 자세나 잘못된 생활습관, 운동 부족 등으로 점차 허리가 약해지면 나이를 불문하고 허리 병이 찾아오는 것이다.

젊은 허리를 만들기 위해
필요한 도구, 근육

별다른 치료 없이 증상이 좋아진 초기 디스크병일지라도 이미 손상된 디스크가 원상 복귀된 것은 아니다. 당연히 수술을 받았다고 해도 손상된 척추는 여전히 건강한 척추에 비해 약하고 망가진 상태다. 그래서 허리가 아픈 사람에게 필요한 것이 '바른 자세 유지'와 '허리 근력 강화 운동'이다. 망가진 척추를 더 망가뜨리지 않도록 적절히 쓰고, 구조적으로 약한 부분을 근육으로 보완해야 통증을 줄일 수 있다. 통증이 없어지거나 덜해졌다고 병이 없는 사람처럼 행동하면 허리가 더욱 망가진다. 반대로 아픈 게 겁난다고 해서 무조건 사용하지 않고 아끼기만 하면 허리가 점차 약해질 것이다.

허리는 척추의 뼈와 디스크, 신경, 인대, 근육으로 이루어져 있다. 골격계, 즉 뼈와 디스크, 인대는 범선의 돛대 역할을 하고 근육은 그 돛대를 당겨주는 돛줄이다.

골격계는 한번 손상되면 원래대로 회복되지 않기 때문에 수술 후에도 무리하게 사용하면 허리에 다시 통증이 찾아온다. 그러나 다행스럽게도, 골격계를 둘러싸고 있는 근육은 그렇지 않다. 근육은 운동을 하면 더욱 튼튼해질 수 있다. 근육이 튼튼하면 동작을 수행할 때 골격계가 받는 부담이 줄어든다. 그래서 척추의 구조가 일부 망가졌어도 근육이 이를 보완해줄 수 있으면 요통은 생기지 않는다.

또한 평상시 바른 자세를 유지하는 것도 허리 건강에 아주 중요하다. 바른 자세는 척추에 걸리는 부하를 분산시키고, 근육이 힘을 효율적으로 사용할 수 있도록 돕는다.

허리 건강의 최종 목표는 강한 허리!

요통은 결국 허리가 약해졌기 때문에 나타나는 증상이다. 처음부터 약한 허리를 가지고 태어난 사람은 드물다. 대개 허리에 대한 관심이 부족하고 관리를 하지 않아 약해진 것이다. 그렇다면 강한 허리, 약한 허리를 나누는 기준은 무엇일까?

강한 허리는 뼈나 디스크가 건강한 상태이고, 허리 근육이 튼튼한 상태를 말한다. 따라서 허리가 강한 사람은 다른 사람이 힘들어할 상황에서도 통증을 느끼지 않는다. 무거운 물건을 들어도, 오래 앉아 있어도 웬만해서는 허리가 아프지 않다.

반면 허리가 약하면 조금만 무리해도 쉽게 통증을 느낀다. 조금 더 구체적으로 말하자면 근력, 근지구력이 없거나 척추질환으로 인해 일상생활을 하는데도 요통을 느끼는 경우를 약한 허리라고 한다. 디스크나 척추에 이상 소견이 보이지 않는데도 자주 허리 통증을 느끼고, 업무에 지장을 받을 정도라면 약한 허리를 가진 것이다.

그러나 희망은 있다. 강한 허리를 판단하는 절대적인 기준은 없기 때문이다. 강한 허리 또는 약한 허리를 말할 때의 기준은 자신의 몸 상태, 질병의 유무, 연령, 성별, 직업 등을 고려해야 하는 상대적 가치다. 현재 허리병이 진행되고 있는 사람, 수술 받은 적이 있는 사람도 자세를 바르게 고치고 열심히 운동하여 일상생활을 통증 없이 수행할 수 있다면 강한 허리를 가졌다고 말할 수 있다.

그러므로 디스크 수술을 받은 사람도 낙담해서는 안 된다. 오랫동안 계속 관리해준다면 비록 지금 병적인 상태의 디스크를 가지고 있더라도 궁극적으로 더 건강한 삶을 살 수 있게 된다. 허리병이 있는 사람도 자신의 허리 상태를 정확히 알고, 그에 맞는 한계치를 설정하면 나아진다. 또한 지속적으로 관리하여 한계치를 수정해나가고, 정해진 한계치 이상으로 허리를 혹사시키지 않는다면 강한 허리를 얻을 수 있다.

강한 허리, 약한 허리는 영원히 정해져 있는 게 아니다. 상황에 따라 스스로 만들어가는 것이다. 따라서 지금은 약한 허리를 가졌더라도 통증 없는 정상적인 삶을 꾸려나갈 수 있도록 평소 자세를 교정하고, 지속적인 운동을 통해 근육의 힘을 키워주자. 점차 허리 건강의 한계치가 늘어나 강한 허리를 갖게 될 것이다.

PART 2

디스크병,
아는 만큼 보인다

허리가 아프면 디스크다?

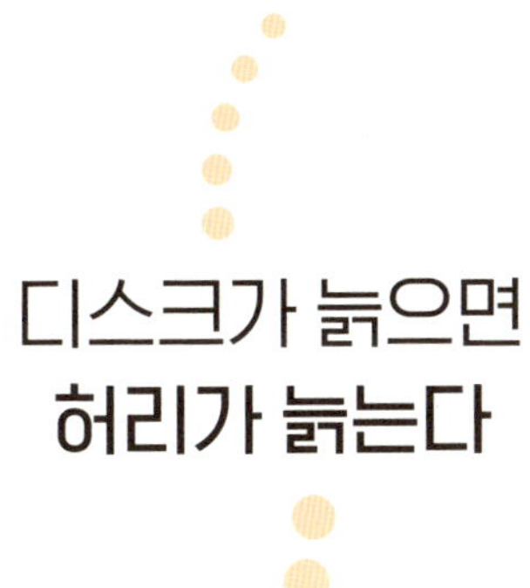

디스크가 늙으면
허리가 늙는다

허리병은 발병 원인이나 구조적 요소에 따라 분류할 수 있다. 다쳐서 생긴 외상, 세균에 의한 감염, 선천적 · 후천적 기형, 악성 전이성 종양, 양성 종양, 퇴행성 질환 등은 발병 원인에 따라 허리병을 나눈 것이다. 또 뼈, 디스크, 인대, 근육, 신경 중 어느 부분에 손상을 입었느냐 하는 구조적 요소에 따라 허리병을 분류하기도 한다.

사회가 고도화되고 경제가 발전할수록 외상으로 인한 허리병의 빈도가 줄고, 치료 기술이 발달하며 생활환경과 의료 서비스가 발전해 감염성 질환의 비율도 줄고 있다. 출산 전 시행하는 검사도 다양하게 발전해 선천적 기형으로 인한 척추질환도 보기 어려워졌다.

따라서 최근 문제가 되는 척추질환은 역시 '퇴행성 척추질환'이다. 이전에 비해 노인 인구가 증가해 퇴행성 척추질환의 발생 빈도 또한 폭발적으로 증가하고 있다.

발병 원인에 따른 분류	구조적 요소에 따른 분류
• 외상	• 척추뼈질환
• 감염	• 디스크질환
• 기형	• 인대질환
• 종양	• 근육질환
• 퇴행성 질환	• 신경질환

허리병의 분류

디스크는
오래 사용할수록 망가진다

디스크를 운동화의 쿠션 층이라고 생각해보자. 운동화를 오래 신거나 거칠게 신으면 쿠션 층이 닳고 망가지는데, 마찬가지로 정상적인 디스크도 나이가 들면서 닳고 망가지는 현상 즉, 원래의 상태에서 다른 상태로 변화하는 변성 과정을 겪는다. '디스크 변성'이란 수핵이 망가지는 현상을 말한다. 수핵의 수분 함량이 점점 줄어들면서 말랑한 젤리와 같은 형태에서 고형으로 바뀌는 과정을 가리킨다.

디스크를 오래 사용한 경우, 즉 나이가 들면서 노화가 찾아오면 디스크의 변성이 자연스럽게 나타난다. 이를 '퇴행성 변화'라고 부르는데, 자세가 잘못되거나 허리를 무리하게 사용해도 디스크의 퇴행이 나타날 수 있다.

흔히 퇴행성 질환이 노인들에게서만 나타난다고 생각한다. 퇴행이란 조직이나 세포의 기능이 감퇴되거나 정지된 현상이다. 또 신진대사 장애로 인해 조직이나 기관이 위축, 변성, 괴사되는 현상을 통틀어 일컫는 말이기도 하다. 그래서 조직과 기관을 오래 사용한 노인의 경우 퇴행성 질환의 발생 빈도가 높다.

그러나 어떤 경우든 허리를 사용하는 방법이 잘못되면 디스크의 변성을 촉진한다. 기관이나 조직이 오래되지 않았어도 잘못 사용하거나 혹사시키면 퇴행성 변화가 일찍 시작된다. 젊은 사람에게서도 퇴행성 질환이 충분히 나타날 수 있는 것이다.

단계별
디스크 변성 과정

디스크의 '퇴행성 변화'는 모든 디스크병의 전제 조건이다. 변성이 일어난 수핵은 완충 능력이 떨어지므로 그 압력이 고스란히 수핵을 둘러싼 섬유테로 전달되어 디스크 조각이 섬유테의 테두리를 찢고 나간다. 다시 말해 디스크 탈출증이 발생하기 전에는 언제나 디스크 변성이 먼저 일어나고, 그 과정이 진행되면서 수핵 탈출증, 척추관 협착증 등의 디스크질환이 나타나는 것이라고 생각하면 옳다.

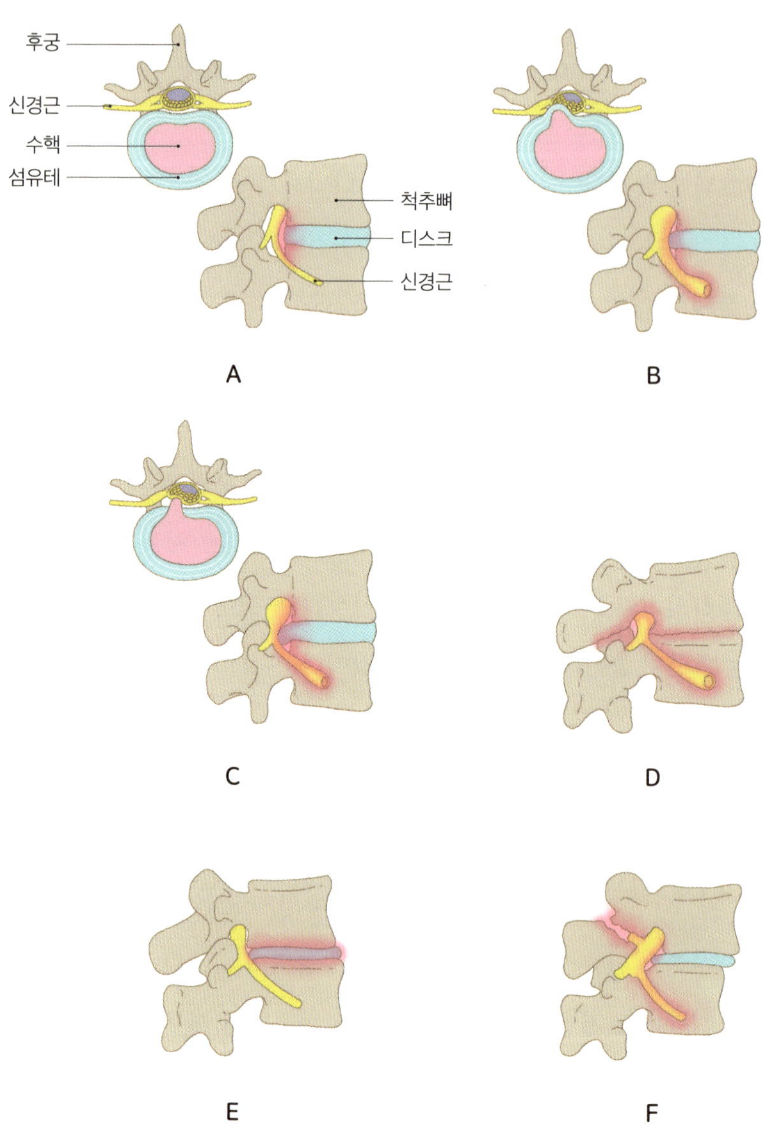

디스크의 다양한 변성 과정

MRI 검사로 디스크의 변성 과정을 관찰할 수 있는데, 초기 단계에서는 형태 변화 없이 디스크의 내부만 검게 변한 것이 보인다. 처음에는 부피나 형태의 변화 없이, 디스크의 성질만 변하다가 점점 딱딱해지고 부피가 줄어든다. 뼈와 뼈 사이의 간격도 줄어든다.

디스크에 퇴행성 변화가 생기면 같은 자세를 오래 유지하거나 허리를 구부리고 젖히는 동작 등을 할 때의 움직임 즉, 작은 충격에도 통증을 느낀다. 디스크의 부피가 줄어들고 딱딱해져 완충 능력이 떨어졌기 때문이다. 디스크 본래의 기능이 완전히 없어진 것은 아니지만 현저한 기능 저하로 통증이 쉽게 나타난다.

통증이 왔다가 사라지기를 여러 차례 반복한 후 변성이 심해지는 단계가 되면 섬유테가 찢어지기도 하고, 수핵 조각이 튀어나와 다리로 가는 신경을 누르기도 한다(A, B, C). 이때 요통이 심해지고 다리에 통증이 유발될 수도 있다.

이후에는 디스크의 탈출 여부와 상관없이 척추의 뼈와 뼈 사이 간격도 좁아진다. 결국 디스크가 모두 닳아 뼈와 뼈가 맞닿기도 하고(D), 뼈가 앞(F) 또는 뒤(E)로 밀리기도 한다.

디스크가 가장 많이 발생하는 부분은 따로 있다?

척추는 목 · 등 · 허리로 나눈다고 했다. 이와 같은 분류는 구조, 움직임, 쓰임새가 각기 다르기 때문이다. 그리고 허리는 다시 역할에

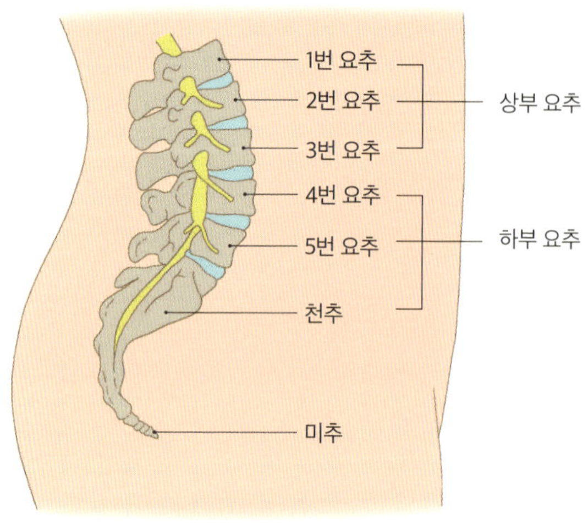

요추의 구조

따라 상부 요추와 하부 요추로 나눈다.

제1번 요추부터 제3번 요추까지의 상부 요추는 주로 비트는 동작에 관여한다. 그래서 비트는 동작을 많이 하거나, 상부 요추가 구부정한 자세를 가진 사람은 제1번 요추부터 제3번 요추 사이가 손상된 모습이 흔히 관찰된다.

반면, 제4번 요추부터 천추까지의 하부 요추는 주로 굽혔다 펴는 동작(굴곡/신전)에 많이 관여한다. 대부분의 사람들은 일상생활에서 비트는 동작보다 굽히고 펴는 동작을 더욱 많이 하기 때문에 하부 요추에 디스크병이 더 흔하다.

더욱 구체적으로 디스크병이 잘 생기는 부위를 보자. 디스크병은 제4번과 제5번 요추 사이에서 제일 많이 발생한다. 다음으로 제5번 요추와 천추 사이, 제3번과 제4번 요추 사이, 제2번과 제3번 요추 사이, 제1번과 제2번 요추 사이 순으로 디스크병의 발병도가 높다.

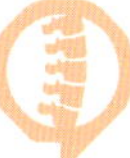

디스크병은 유전된다?

디스크병은 퇴행성 질환이지 유전병이 아니다. 부모가 디스크병이라고 해서 자녀에게도 디스크병이 발병되는 것은 아니라는 말이다. 물론 체질에 따라, 개인에 따라 디스크의 내구성에 차이가 있고, 선천적으로 허리 근육이 약한 사람과 튼튼한 사람이 있다. 가족 구성원은 체질이 유사하고 생활습관이 비슷하기에 가족력이 있는 경우가 흔하다. 가족력과 유전병은 다른 말이지만 디스크질환의 가족력이 있고, 평소 자신의 허리가 보통 사람보다 약하다고 생각되면 일상생활에서 좀 더 주의를 기울여야 한다.

무엇보다 자신의 허리 능력치를 잘 알고 조심하며 관리하는 것이 좋다. 그 능력치를 제대로 테스트해보지 못했다면 일반적으로 척추 의사가 권장하는 방법을 먼저 확인해보자. 그 방법을 활용해 자신의 허리 상태를 정확하게 파악한 뒤 꾸준히 시행하면 허리병도 예방할 수 있고, 허리가 더 나빠지는 일도 막을 수 있다.

찌르르한 통증의 진짜 이유, 디스크 탈출증에 있다

디스크질환 중 가장 흔히 발생하여 척추질환의 대명사로 불리는 '디스크 탈출증'에 대해 알아보자. 앞서 말한 대로 디스크는 수핵과 섬유테로 이루어진 탄성이 좋으면서도 튼튼한 조직이다. 디스크는 척추의 정상적인 정렬을 유지시키면서 충격 완화 역할을 하고, 관절과 같이 굴곡이나 신전, 회전 운동을 가능하게 해준다.

디스크가 망가지면 퇴행성 변화의 과정을 거친다. 수핵은 점차 수분이 감소되면서 딱딱해지고 부피가 줄어든다. 튼튼하던 섬유테에 가해지는 압력이 증가되고, 미세한 균열이 생기다가 찢어지게 된다. 이때 섬유테가 찢어지면서 망가진 수핵이 튀어나오면 척추관 속의 신경을 누른다. 이것이 바로 '디스크(수핵) 탈출증'이다.

디스크가 튀어나오면 물리적으로 신경을 누르게 되고, 곧 눌린 곳 주변에 염증이 생겨 신경을 붓게 만드는데 점차 그 증상이 심해진다. 신경이 눌리는 정도나 위치 등에 따라 증상은 다양하게 나타날 수 있다. 제일 흔한 증상은 방사통이다. 눌린 신경 줄기를 따라 전기가 통하듯 찌릿한 통증이 여러 부위에 퍼져나간다. 허리뿐 아니라 엉치가 아프고(좌골신경통), 다리가 저릴 수도 있다. 이 밖에도 무딤 등의 감각 이상, 운동 신경 마비, 심한 경우에는 대소변 장애 증상도 생긴다.

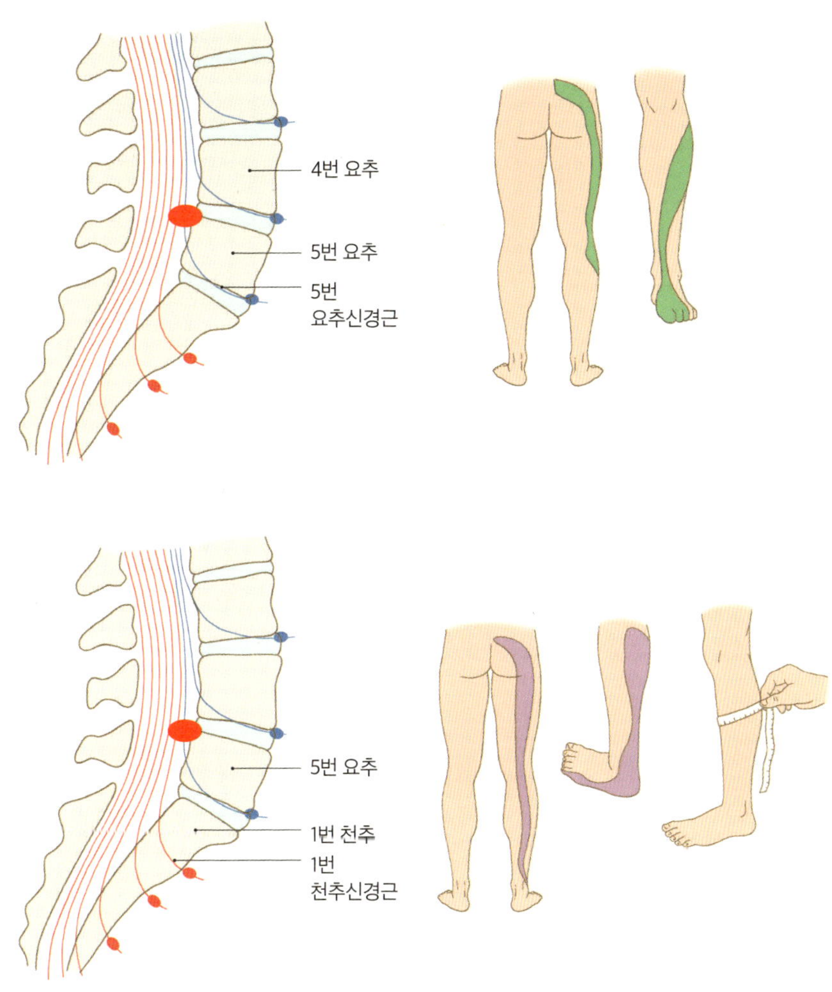

디스크 돌출에 따라 퍼져나가는 통증

허리가 아프고 다리가 저리면
전부 디스크병이다?

허리 디스크 탈출증이 생기면 튀어나온 디스크가 신경을 눌러, 다리가 저리고 아프거나 엉치가 쑤시는 좌골신경통 등의 증상이 나타난다고 했다. 그런데 이러한 증상은 반드시 디스크 탈출증에서만 나타나는 것이 아니다. 신경을 누르는 무언가가 있다면 다른 질환이 있어도 디스크 탈출증과 똑같은 증상이 나타날 수 있다.

그래서 디스크병과 비슷하게 척추신경을 누르는 질환을 알고 있어야 한다. 허리가 아프다고 해서 무조건 디스크병이라고 생각하는 것은 상당히 위험하다. 필요한 치료를 제때 받지 못해 상태가 악화될 수 있기 때문이다. 특히 디스크병과 유사한 질환이 척추질환과 동시에 존재할 때 더욱 혼란스러울 수 있으므로 반드시 전문의를 찾아 정확한 진단을 받아야 한다.

- **척추관 협착증과 척추 전방 전위증** 디스크 탈출증과 비슷한 증상을 일으키는 척추질환으로는 두꺼워진 인대와 자라나온 뼈로 척추관이 좁아지는 '척추관 협착증', 척추뼈가 어긋나는 '척추 전방 전위증' 등이 있다. 둘 다 척추관을 서서히 좁혀 허리와 다리를 아프게 만든다. 특징적으로 협착증이나 전위증을 가진 환자들은 대부분 앉아 있을 때는 괜찮다가 오래 걸으면 다리가 아파오는 증상을 가지고 있다.

- **추간공 협착증과 종양·염증** 퇴행성 디스크 변성증으로 인한 추간공 협착증, 척수신경에 생기는 종양, 뼈나 신경의 주변 조직에 생기는 염증도 디스크 탈출증과 비슷한 증상을 일으킨다.

- **무릎관절염** 디스크 탈출증처럼 엉치나 다리가 아픈 경우도 있다. 대표적인 질환이 무릎관절염이다. 튀어나온 디스크 조각이 제4번 요추신경을 압박하면 무릎과 종아리 안쪽에 통증이 생긴다. 척추질환이 원인일 때는 무릎관절이 붓지 않고, 다리가 아프다가도 쪼그리고 앉으면 대부분 괜찮아진다. 무릎관절염이 있어도 다리가 아플 수 있는데 이때는 무릎이 붓고, 쪼그리고 앉을 때 통증이 심해진다.

- **고관절질환** 대퇴골두 무혈성 괴사나 고관절염처럼 고관절질환이 있을 때도 엉치가 아프다. 반듯하게 누운 상태에서 통증이 있는 쪽 무릎을 구부려 발을 반대편 무릎에 얹고, 구부린 무릎을 아래로 눌렀을 때 고관절 부위가 심하게 아프면 허리병보다는 고관절질환을 의심해야 한다.

- **기타** 산부인과질환이나 내과질환, 비뇨기과질환에서도 신경 증상은 아닌데, 단순 요통이 나타나는 경우가 있다.

디스크 탈출증과 착각하기 쉬운
6가지 질환

어떤 질환이든 원인을 정확히 찾아야 치료법도 조기에 결정할 수 있으며, 발견이 빨라야 회복도 빠른 법이다. 따라서 허리와 엉치, 다리가 아프다고 섣불리 '디스크병인가?' 하고 단정지으면 안 된다. 앞서 말했듯 비슷한 증상이나 통증을 일으키는 다양한 질환들이 있기 때문이다. 유사하지만 하나씩 꼼꼼히 따져 보면 사실 각각의 질환에 따라 증상에 차이가 존재한다. 그러한 차이점을 평소 제대로 알고 있으며, 섬세하게 느껴야 허리 건강을 굳건하게 지켜낼 수 있다. 지금부터 디스크병과 착각하기 쉬운 대표적인 질환 6가지에 대해 구체적으로 살펴보자.

좁아진 척추관이 통증의 주범이다
: 척추관 협착증

척추신경이 지나는 길이 좁아지는 병을 협착증이라 하며, 그 위치에 따라 척추관 협착증과 추간공 협착증으로 나눈다. 척추관은 뇌로부터 척수신경이 내려오는 신경관이고, 추간공은 위아래 두 척추뼈 사이에 형성된 구멍으로, 척수신경으로부터 분리된 척추신경근이 빠져나오는 곳이다. 쉽게 말하자면 척추관은 강물의 본류가 지나는 터널이고, 추간공은 지류가 빠져나가는 통로라고 말할 수 있다.

퇴행성 변화가 진행되면 디스크는 부피가 줄어들고 두께가 얇아진다. 동시에 테두리가 불룩해지면서 전체적인 원판의 직경 즉, 지름이 커진다. 마치 호떡이 납작 눌릴 때와 같은 변화가 일어나는 것이다. 그리고 점차 후관절이 두꺼워지면서 척추관 안으로 골극(뼈마디 끝이 가시처럼 튀어나오는 것)이 자라 들어오고, 앞쪽에서 불

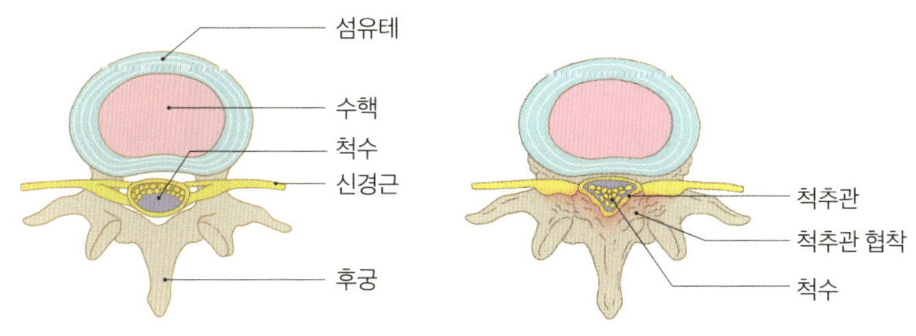

원형이었던 척추관이 좁아진 모습

룩해진 디스크가 척추관 쪽으로 밀고 들어와 척추관이 좁아진다. 그 결과, 신경이 눌려 통증이 나타나는데 이것이 척추관 협착증이다.

보통 사람들은 디스크의 높이가 낮아지는 현상을 '협착'으로 알고 있는 경우가 많다. 그러나 뼈와 뼈 사이의 간격이 좁아진 결과 신경관도 좁아져 '신경관 협착'이 발생되는 것은 맞지만, 단순히 디스크가 납작해진 것을 '협착'이라고 하지 않는다.

디스크의 부피가 줄어들면 척추뼈 사이의 신경 통로(추간공)도 좁아진다. 자연히 그곳을 지나는 신경이 눌리게 되어 통증을 일으키는데, 이것이 '추간공 협착증'이다.

척추관에든 추간공에든 협착증이 생기면 허리 디스크 탈출증처럼 요통이 발생하며, 다리가 저리고 아프다. 심하면 운동신경이 마비되는 증상도 나타난다.

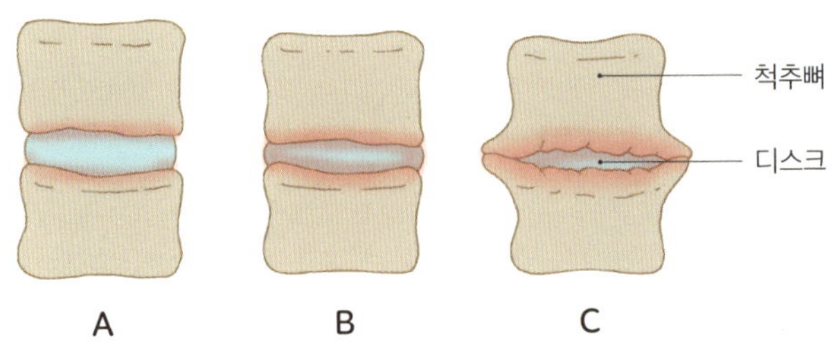

척추관이 좁아져 발생하는 협착증

변성이 심해지면 점차 디스크의 부피가 줄어들고 높이도 낮아진다(A·B). 그러면 디스크의 섬유테가 불룩해져서 척추관이 좁아지게 되고, 척추관 내의 황색인대와 후관절이 두터워져 차츰 협착증이 심해진다(C).

다만 협착증이 디스크 탈출증과 구분되는 증상이 있다. 협착증은 앉아 있을 때는 괜찮다가 조금만 걸으면 다리에 통증이 심해져 더 이상 걸을 수가 없게 되고, 잠시 앉아 쉬었다가 다시 걸으면 괜찮아지는 '신경학적 간헐적 파행' 증세가 나타난다. 협착증은 오랜 기간에 걸쳐 서서히 진행되므로 대개 40대 이후에 발병한다. 하지만 선천적으로 척추관이 좁은 경우도 있고, 젊은 나이임에도 퇴행성 디스크병이 진행되어 협착증이 나타날 수도 있다.

무증상을 경계하라
: 척추 분리증

척추뼈의 일부가 골절되거나 태어날 때 뼈의 연결 부위가 제대로 결합되지 않고 분리된 경우를 가리켜 '척추 분리증'이라고 한다. 골절이라고 표현했지만 팔다리의 골절과는 달리, 외상으로 인한 것이기보다는 퇴행성 변화로 보는 것이 옳다.

분리된 부분은 척추뼈의 '협부'라는 곳으로, 후관절과 후궁(요추의 뒷부분)을 연결해주는 부위다. 위아래의 척추뼈가 원활하게 움직이면서도 서로 어긋나지 않도록 지탱해주는 역할을 한다. 협부가 분리되면 척추뼈가 어긋날 위험성이 높다.

원인은 여러 가지인데 선천적일 수도 후천적일 수도 있다. '선천적 척추 분리증'은 척추뼈가 제대로 결합되지 않은 채 태어난 경우다. 이때는 디스크의 변성이 상당히 진행되는 성인이 될 때까지 약한 요통 외에는 별다른 증상을 일으키지 않는다. 무리한 운동을 하거나 남성의 경우, 입대 후 훈련 도중 갑작스런 요통을 느껴 발견되는 상황이 많다. 하지만 정상인에 비해 디스크에 부하가 많이 걸리고, 디스크의 변성이 빨라서 젊은 나이인데도 척추 전방 전위증으로 진행되기도 한다.

'후천적 척추 분리증' 또는 '퇴행성 척추 분리증'은 척추에 퇴행성 변화가 시작되면서 부하 즉 압력을 받아, 피로 골절(오랫동안 지속된 저강도의 부하로 인해 뼈가 부러지는 일) 형태로 나타난다.

선천적이든 후천적이든 척추 분리증이 있으면 증상이 없더라도 '척추 전방 전위증'으로 발전할 가능성이 크다. 따라서 미리 조심하고, 꾸준히 허리 근육 강화 운동을 하는 것이 좋다.

심각한 요통으로 걷기 힘들다
: 척추 전방 전위증

척추뼈가 어긋난 방향에 따라 명칭을 나눈다. 위쪽의 척추뼈가 아래쪽 척추뼈 앞쪽으로 어긋나면 '척추 전방 전위증'이라고 하고, 뒤쪽으로 어긋나면 '척추 후방 전위증'이라고 한다. '부분 척추 후방 전위증'은 척추의 구조상 심한 전위를 일으키기 어렵다. 따라서 주로 '전방 전위증'으로 인한 증상이 흔하고, 수술적 치료를 필요로 하는 경우가 많다.

척추 전방 전위증은 분리증 동반 유무에 따라서도 한 번 더 나눈다. 척추 분리증을 동반한 '협부 결손형 척추 전방 전위증'과 디스크의 퇴행성 변화 이후 분리증 없이 나타나는 '퇴행성 척추 전방 전위증'이 있다. 척추 전방 전위증도 디스크 탈출증처럼 제4번 요추와 제5번 요추 사이, 제5번 요추와 제1번 천추 사이에서 주로 발생한다.

척추 전방 전위증의 증상은 척추관 협착증의 증상과 유사하다. 그러나 척추 전방 전위증은 요통이 나타나면서 엉치 통증과 함께 다리가 저리고 아프다. 어긋난 정도가 심할수록 요통도 심해진다. 또 척추뼈가 앞으로 빠지면서 신경조직을 누르기 때문에 조금만 걸어도 다리가 아프고 저려서 잘 걷지 못한다. 감각신경이나 운동신경의 마비 증상이 동반되기도 한다.

척추 전방 전위증은 뼈가 어긋난 정도에 따라 1~4등급으로 나눈다. 1등급은 하부 척추체의 25% 이하 범위에서 어긋난 경우를 말하고, 2등급은 25~50%, 3등급은 50~75%, 4등급은 그 이상의 범위를 말하는데, 대부분 1~2등급일 때 척추 전방 전위증이 발견된다.

꼬부랑 할머니처럼 허리가 굽는다
: 퇴행성 척추 후만증

허리가 굽을 나이가 아닌데도 구부정하게 굽는다면? 척추 후만증을 의심해봐야 한다. 나이가 들면서 등이 굽는 노인성 후만증과는 달리 퇴행성 척추 후만증은 중년 여성에게서 많이 발생한다.

노인성 후만증은 디스크 부피가 줄어들고, 골다공증으로 약해진

뼈가 주저 앉으면서 등뼈가 쐐기 형태로 변형되는 구조적·복합적인 이유 때문에 등이 굽는데, 퇴행성 척추 후만증은 허리를 곧게 펴주는 기립근이 약해지면서 허리가 점점 앞으로 굽는 질환이다. 특징은 대부분의 환자가 여성이라는 점이다.

서양인에게는 거의 나타나지 않고, 주로 동양인에게 많이 발생한다. 이런 특성 때문에 쪼그리고 앉아 일하는 동양권의 생활·문화로 인해 생겨나는 병이라고 추측하고 있다. 대표적인 증상은 허리가 앞으로 구부러지면서 잘 걷지 못한다.

퇴행성 척추 후만증의 치료는 쉽지 않다. 근원적으로 근육을 강하게 만들 특정 치료법이 없고, 점차 질환이 진행되는 경향이 있기 때문이다. 악화되면 수술적 치료를 고려해야겠지만 이 역시 여러 가지 문제점이 있다. 대부분의 퇴행성 척추 후만증 수술은 다분절을 포함해야 하므로 수술 범위가 크다. 게다가 후만을 교정하여 정상 각도의 전만을 만들고, 나사못을 고정하기 때문에 수술 후에 교정 효과는 크지만 움직임이 자유롭지 못하고 제한된다. 또 고정된 윗부분으로 후만의 범위가 늘어나 재수술이 필요해지고, 점차 고정되는 척추마디의 수가 늘어나 수술로 인한 득보다는 실이 많다.

따라서 특별한 경우가 아니면 수술적 치료를 고려하기 어렵다. 조기에 진단받아 꾸준한 운동으로 허리 근력을 키워 증상의 악화를 막고, 허리를 펴고 걸을 수 있도록 자세를 교정하는 노력이 최선이다.

허리가 휘었다?
: 척추 측만증

흔히 우리는 몸이 한쪽으로 기울면 '척추가 휘었다' 또는 '척추가 굽었다'라는 말을 한다. 이런 상태를 척추 측만증이라고 한다. 하지만 척추 측만증이 허리가 옆으로 기울어진 모든 경우를 뜻하는 것만은 아니다. 원인에 따라 기능적 측만증, 구조적 측만증, 퇴행성 측만증으로 구분되며 그 가운데 구조적 측만증만이 진정한 척추 측만증이라고 할 수 있다.

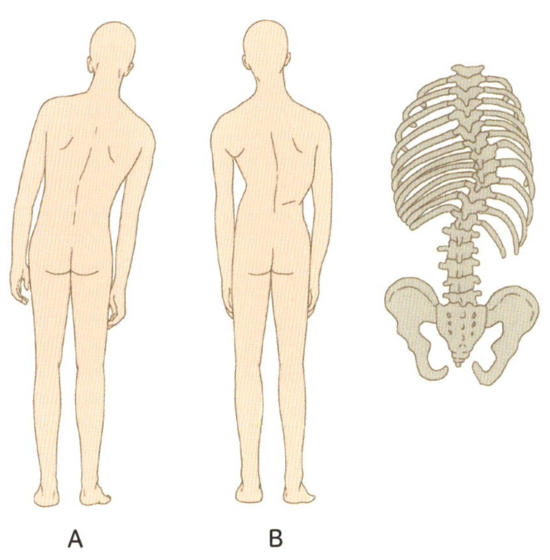

척추가 회전하며 휘는 척추 측만증

척추 측만증은 A처럼 단순히 척추가 기울어진 것이 아니라, B와 같이 척추가 회전하며 휜 것을 말한다. 갈비뼈도 변형되어 흉곽이 큰 혹처럼 튀어나오기도 한다.

기능적 측만증은 나쁜 자세, 통증 등의 이유로 척추의 각 분절이 구부러지면서 허리가 기울어져 척추가 측면으로 곡면을 이루는 증상이다. 하지만 구조적인 변화는 동반하지 않으므로 자세를 고치고, 통증의 원인을 찾아 적절히 치료하면 측만이 완화될 수 있다. 이에 반해 구조적 측만증은 척추가 꼬이면서 휘는 상태다. 구조적으로 척추가 비틀리고 변형되는 것이다. 대표적인 측만은 '특발성 측만'으로 성장기 즉 청소년들에게 나타난다. 뚜렷한 이유 없이 척추가 휘고 흉곽이 비틀린다. 구조적 측만증 중 드물지만 태어날 때부터 척추 기형으로 생긴 선천성 측만증이나 신경 또는 근육에 발생한 질환으로 인한 측만증일 수도 있다.

일반적으로 부모님 손에 이끌려 측만증에 대해 상담하러 내원하는 청소년은 크게 보면 두 부류로 나눌 수 있다.

• **기능성 측만증을 가진 경우** 나쁜 생활습관으로 구부정한 자세가 몸에 배어, 척추가 틀어지고 만성적인 목과 허리 통증이 나타난다. 두통과 어지럼증, 메스꺼움을 호소하기도 한다. 증상에 비해 실제로 심각한 상태인 경우는 많지 않다. 그러나 이른 나이에 퇴행성 디스크병이 발병할 가능성이 높다. 기능성 측만증은 간단한 비수술적 치료와 함께 지속적인 운동요법, 생활습관의 교정이 필요하다. 당장 큰 문제는 없지만 장기적인 관점에서는 주의를 기울여야 하고, 올바른 습관을 갖도록 지도하는 것이 중요하다.

- **특발성 측만증을 가진 경우** 학교 검진에서 특발성 측만이 발견되어 병원 진료를 권유받아 내원하는 경우다. 증상이 거의 없는 상황이 대부분이다. 특발성 측만은 병적인 상태가 아니므로, 통증은 거의 없고 측만도 대부분 보상작용으로 상쇄되어 척추가 휜 각도가 큰 경우를 제외하고는 치료를 필요로 하지 않는다. 하지만 척추가 구조적으로 바르지 못하기 때문에 성인이 되어 퇴행성 질환으로 발전될 가능성이 높고, 일단 퇴행성 척추질환이 발생하면 일반적인 경우보다 치료하기에 문제점이 많다. 게다가 치료법에 제한이 있는 경우도 많으므로, 병으로 발전되지 않도록 미리 예방하는 노력이 필요하다.

특발성 측만증의 원인은 아직까지 정확히 밝혀지지 않았다. 다만 가족력이 있을 때 발병률이 높고, 성장기가 끝나면 진행이 멈춘다는 정도는 확인되었다. 흔히들 책가방을 한쪽으로 메거나 자세가 좋지 않아 측만이 일어난다고 생각한다. 그러나 위와 같은 요소들은 퇴행성 척추질환의 원인은 될 수 있으나 특발성 측만증이 원인은 아니다

특발성 측만증의 상태가 경미하다면 별 문제가 없지만 중년 이후에 척추질환이 발병될 확률이 건강한 사람보다 더 높아지므로 각별히 주의해야 한다. 또 드물게 심폐 기능에 장애를 일으키기도 하고, 성장기 청소년의 정신적인 면에도 영향을 미친다.

척추 측만증을 가장 쉽게 알 수 있는 방법은 허리를 구부려 살펴보는 것이다. 허리를 굽혔을 때 등이 한쪽으로 튀어나왔다면 측만증을 의심해봐야 한다. 정확한 진단은 X-ray 검사로 확인이 가능하다. X-ray로 보았을 때 휘어 있는 부분의 제일 위쪽 척추뼈와 제일 아래쪽 척추뼈 사이의 각도를 재서 척추가 휜 정도를 파악한다. 물론 CT 검사나 MRI 검사도 필수적이다.

척추가 휘어진 각도가 10~20도 이하일 때는 측만증이 경미한 단계로, 큰 문제는 없다. 이때는 정기적으로 검사하면서 측만증의 진행 여부와 동반된 척추 이상의 유무를 체크하면 된다. 휘어진 각도가 20~40도로 중등도의 측만증일 때는 보조기 착용을 권한다. 하지만 이는 성장기 청소년에게 정신적 스트레스를 주고, 효용성에 대해서도 논란이 많아 신중히 고려해야 한다. 휘어진 각도가 45~50도 이상이면 고도의 측만증으로 수술적 치료가 필요하다. 이때는 척추의 여러 마디를 편 다음 나사못으로 고정하는 큰 수술을 한다.

여성호르몬 부족의 신호
: 척추 압박 골절

뼈는 정지된 상태로 가만히 있는 것처럼 보이지만 끊임없이 변화하는 조직이다. 한쪽에서는 새로운 뼈가 만들어지고, 다른 쪽에서는 뼈가 녹아서 체내에 흡수되는 과정이 진행되고 있다. 그중 뼈를 만드는 일은 뼈 속에 있는 골아세포가 담당한다. 뼈를 녹이고 흡수하는 일은 뼈세포의 일종인 파골세포가 맡는다.

　어렸을 때는 골아세포의 증식이 왕성하다. 성인이 되면서 골아세포는 파골세포와 균형을 이루고 일정한 형태를 유지한다. 이 과정에서 여성호르몬이 중요한 작용을 한다. 그러다가 폐경기를 지나 여성호르몬이 급격히 감소하면 파골세포의 기능이 강해져 뼈도 생성보다 흡수가 많아지고, 그러면서 약해진다. 이처럼 뼈가 생성되는 것보다 흡수되는 것이 많아져 약해진 상태를 척추 압박 골절 즉, 골다공증이라고 한다. 여성에게서 발생 빈도가 높고 남성은 고령인 경우에 나타난다.

　약해진 뼈를 현미경으로 들여다보면 뼈의 기둥만 남아 구멍이 많이 뚫린 것처럼 보인다. 골다공증(骨多孔症)이라고 부르는 것도 바로 이런 이유에서다. 골다공증으로 뼈가 약해지면 작은 충격에도 쉽게 골절이 생긴다. 특히 고관절과 손목뼈, 척추뼈의 골절이 흔하다. 그런데 척추뼈는 엉덩방아를 찧거나 다리뼈가 부러질 때처럼 매끄럽게 두 동강이 나는 게 아니라, 종이 상자가 구겨져 주저앉을 때처럼 형태가 찌그러진다. 척추 압박 골절이 생기면 그 부위를 누르거나 자세를 바꿀 때 통증이 아주 심해진다.

허리가 보내는 SOS, 디스크병의 증상

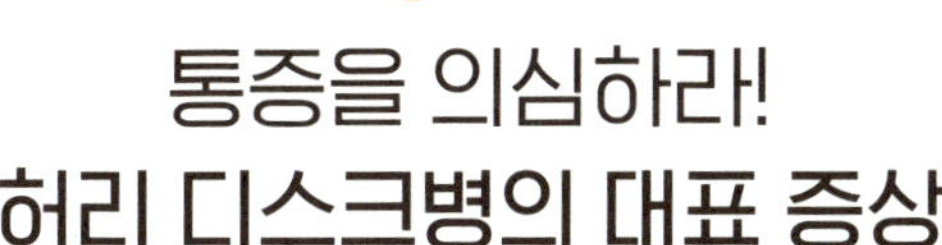

통증을 의심하라!
허리 디스크병의 대표 증상

허리 디스크병은 디스크의 상태에 따라 나타나는 통증의 양상이 다르다. 어느 신경을 누르고 있는가에 따라서도 몸에 나타나는 증상에 차이가 있다.

또한 같은 증상을 가지고 있어도 사람마다 표현하는 방법이 각자 다르다는 점도 생각해야 한다. 어떤 사람은 통증을 가리켜 시리다고 설명하고, 또 어떤 사람은 저리다고 하거나 무디다고 표현한다. 게다가 통증의 정도가 반드시 병의 정도와 비례하는 것도 아니다. 그러므로 증상만으로는 병의 정도나 상태를 확진할 수 없다.

통증 양상에 따라 다른
허리 디스크병

간혹 환자들이 "디스크병의 증상은 무엇입니까?" 하고 묻지만 사실 디스크병의 증상을 몇 마디 말로 표현하기란 매우 어렵다. 증상이 너무나도 다양하기 때문이다.

가장 대표적인 증상은 '통증'이다. 통증을 표현할 때는 통증의 양상, 부위, 기간, 통증이 더 심해지는 동작이나 특정 자세 등을 기준으로 말하는데, 통증을 표현하는 방식도 너무나 주관적이어서 다른 사람과 직접 비교하기가 어렵다.

디스크 탈출증이라면 대표적으로 전격통(찌릿하게 전기가 오듯 느껴지는 통증)이 나타난다. 그래서 엉덩이부터 발까지 신경의 분포를 따라 전기가 오듯 찌릿한 통증을 느낀다. 또 쑤시는 듯한 심부 통증(인대, 뼈, 혈관, 신경 등에서 시작한 통증으로 오랫동안 지속되며 여기저기 확산되어 쑤시고 아픈 통증)이 나타나기도 한다. 이때 뼛속 깊은 곳에서 오는 통증으로 표현하는 사람도 많다.

퇴행성 디스크병의 경우에는 자고 일어나서 아침에만 잠깐 동안 허리가 아픈 경우가 많다. 세수를 하고 아침 식사를 끝낸 뒤 어느 정도 활동을 할 때까지 심하게 아프다가 이후 시간이 지나면서 점차 괜찮아져서 오전 10~11시쯤이면 통증이 가라앉는다. 오후에는 통증이 심하지 않기 때문에 병이라는 걸 깨닫지 못하고 치료할 생각을 하지 않은 채 지나치기 쉽다.

통증이 심해지는 상황에도 조금씩 차이가 난다. 오래 앉아 있지 못하는 경우도 있고, 앉거나 누웠을 때는 전혀 통증이 없지만 서서 일하거나 걷는 것이 더 불편한 경우도 있다. 예를 들면 디스크 탈출증일 때는 앉아 있어도 다리가 당기지만 척추관 협착증일 때는 걸을 때만 다리가 아파온다.

사람들은 통증의 정도와 병의 심각성을 동일시하는 경우가 많다. 하지만 통증이 심하다고 반드시 병도 심각한 상황이라고 단정짓기 어렵다. 통증이 급격히 심해진 게 아니라 만성적일지라도 '병이 별로 심하지 않다'고 판단할 수 없다. 경우에 따라 통증의 정도와는 전혀 상관없는 경우도 있기 때문이다. 따라서 정확한 진단을 위해 여러 가지 방사선학적 · 기능적 검사가 필요하다.

'감각 이상' 증상도 여러 디스크병에서 나타난다. 시리고 저리고 때로는 벌레가 기어가는 것 같다고도 한다. 특정 부위의 감각이 떨어져 흡사 마취된 것처럼 느껴진다. 직접 만져봐도 남의 살처럼 느껴지는 감각신경의 마비 증상이 나타나기도 한다.

이렇듯 디스크병의 증상은 병의 종류나 정도에 따라 다양하게 나타나므로, 한 가지 증상만으로 판단해서는 안 된다.

	나타나는 증상
통각	• 칼로 베이는 것처럼 아프다. • 바늘로 찌르는 것처럼 아프다. • 뼛속 깊은 곳이 아프다. • 전기가 오듯 찌릿하다.
이상 감각	• 시리다. • 저리다. • 무디다(남의 살 같다).

감각 이상의 종류

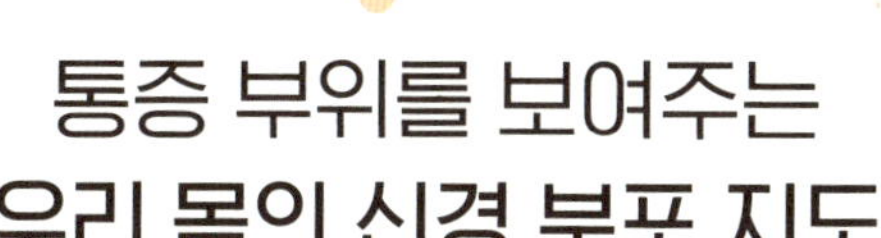

통증 부위를 보여주는
우리 몸의 신경 분포 지도

사람들은 "병은 허리에서 생겼는데 왜 다리가 아픈 건가요?" 하며 매우 의아해한다. 때로는 허리 통증은 전혀 없이 다리 증상만 호소하기도 하는데, 이 때문에 어느 병원을 찾아야 할지 몰라 정확한 진단이나 치료가 늦춰지는 경우도 있다.

왜 허리병이 있는데 다리가 아플까? 허리는 멀쩡한 것 같은데 왜 다리가 아프다고 해서 허리병이라는 걸까? 구체적으로 통증 양상을 살펴보자.

허리가 아픈데
다리가 쑤시고 저리다?

뇌에서 나온 척수신경은 척추관을 거쳐 온몸으로 뻗어 간다. 다리로 가는 신경은 허리에서 가지를 쳐서 나온다. 따라서 신경이 허리에서 눌리면 해당 신경이 지배하는 다리의 특정 부위에 통증이 생기게 되는 것이다.

신경 압박에 의한 통증의 양상도 각각의 허리병에 따라 다르게 나타난다. 디스크 탈출증의 경우에는 걸을 때 다리가 저리고 당기게 되는 것은 물론, 앉아 있거나 누워 있어도 아플 때가 많다. 그러나 척추관 협착증의 경우, 앉아 있을 때는 아무런 증상을 일으키지 않다가 걸으면 점차 다리가 아프고 저리다. 걸음을 멈춰 쪼그리고 앉으면 통증이 사라지는 특징이 있다. 그래서 척추관 협착증을 가진 사람은 조금 걷다가 한 번씩 쪼그려 앉아서 쉬어가며 걷게 되는 '신경학적 파행' 증세를 보인다.

디스크 변성이 원인일 때는 신경 가지의 압박 증상은 나타나지 않기 때문에 주로 허리 통증으로 나타나고, 다리 통증은 호소하지 않는다. 디스크가 변성되어 통증이 나타나면 오래 앉아 있거나 오래 서 있기도 힘들다. 한동안 앉아 있다가 일어서려고 할 때 뻐근한 통증으로 허리가 잘 안 펴지고, 몸을 구부리려고 하면 허리가 '뜨끔' 하기도 한다. 따라서 앉거나 일어설 때 자신도 모르게 움직임을 조심하게 된다. 일반적으로 방바닥에 앉아 오래 식사하는 자리에서 통증을 느끼는 증상부터 시작하는 경우가 많은데, 대부분의 사람들은 이를 대수롭지 않게 넘겨버린다. 하지만 뜨끔한 통증은 퇴행성 디스크의 초기 증상이니 주의해야 한다. 퇴행이 더 진행되어 디스크의 부피가 줄어들면 추간공마저 좁아져 다리도 아플 수 있다.

한편 척추 불안정증이나 척추 전방 전위증이 있으면 자세를 바꿀 때, 움직일 때, 걸을 때 허리가 아프다. 이때도 심해지면 다리까지 아프게 된다.

신경 지도는
피부와 근육에도 존재한다

디스크병이 진행되면 허리가 아프지만 그보다는 다리가 저리고 아픈 증상이 더 심하게 나타난다. 앞서 말했듯이 탈출된 디스크 조각이 다리로 가는 신경을 누르거나 신경관이 좁아지면서 뼈가 자라나와(골극) 신경을 누르기 때문에 나타나는 현상이다.

이때 어느 신경을 누르냐에 따라 아픈 부위가 달라지는데, 각 신경이 분포하는 지역이 나누어져 있기 때문이다. 이를 더마톰(dermatome; 척수신경을 지배하는 피부 영역)이라고 한다. 쉽게 말해 우리 신체에 감각 신경 분포 지도가 있다고 생각하면 된다. 이 지도에 따라 어느 부위가 아프면 어떤 감각신경이 아프다는 것을 추측할 수 있다.

감각신경만 지도가 있는 것이 아니다. 각 신경이 분포하는 근육에 따른 지도도 있는데, 마이오톰(myotome)이라고 한다. 그래서 어떤

신경이 눌리면 어느 특정한 근육의 힘이 약해져 일을 못하게 된다
는 것을 알 수 있는 것이다.

　따라서 어떤 신경이 눌렸느냐에 따라 증상도 달라지는 것이고, 의
사들은 통증 부위나 근육이 약해진 부위를 보면서 어떤 신경이 눌
린 상태인지를 짐작할 수 있다.

좌골신경통은 병이 아니라 증상이다

허리가 아픈 사람은 엉치 부분이 심하게 아픈 '좌골신경통'이라는 말을 많이 들었을 것이다. 그래서 좌골신경통이 병명이라고 생각하지만 사실은 디스크병으로 나타나는 대표적인 증상 중 하나다.

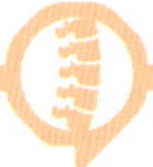

진료실을 찾은 환자가 "저는 오른쪽 엉치가 아픈 '우골신경통' 증상이 있어요"라고 말해서 웃은 적이 있다. 이때 말하는 좌골의 '좌'는 앉을 때 닿는 부위라는 뜻에서 쓰는 말로, 왼쪽을 가리키는 의미가 아니다. 마치 머리가 아픈 증상인 두통처럼 좌골신경통도 여러 다른 병에 의해 나타날 수 있는 하나의 증상일 뿐 특정 질환을 지칭하는 병명은 아니다.

허리의 각 분절에서 가지를 쳐 나온 신경들이 좌골신경으로 뭉쳐졌다가 다시 다리의 각 부위로 가는데, 그 집결 장소가 좌골이기 때문에 붙여진 이름이다. 따라서 좌골신경통이란 어떤 특정 신경, 예를 들면 제5번 요추신경이라든지 제1번 천추신경처럼 구분되어 있지 않는 '좌골 부위의 통증' 즉, 증상을 말한다.

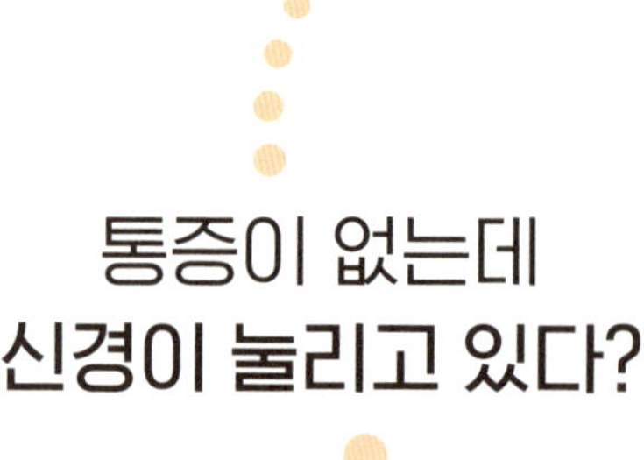

통증이 없는데
신경이 눌리고 있다?

사람들은 일반적으로 감각 이상과 통증에 대단히 민감하다. 그래서 통증이 심해지면 병의 정도도 심각할 것이라고 생각하고, 감각이 무뎌지면 마비가 왔다고 두려워한다. 그런데 현저한 운동신경의 마비가 왔는데도 감각신경 마비나 통증이 없으면 막연히 '좋아지겠지' 하고 기다리는 경우가 허다하다. 특히 서서히 온몸이 무거워지고 힘이 빠지는 형태로 진행되는 근력 저하는 쉽게 무시한다. 그러나 운동신경은 한번 마비되면 다시 원래 상태로 회복하기 어려울 뿐 아니라 수술로 치료해야 하는 확률을 높이는 무서운 증상이다.

회복되지 않는
운동신경의 마비

운동신경 마비는 일상생활에 여러 가지 제약을 주는 심각한 증상이다. 걸을 때 자꾸 넘어지거나 계단을 오르내릴 때 힘이 들기도 한다. 일단 운동신경이 마비되면 회복이 어렵고, 치료하는 데도 시간이 많이 걸린다.

사실 운동신경이 마비될 정도가 되면 수술해야 하는 경우가 대부분이다. 운동신경의 마비는 신경이 눌리거나 손상된 정도가 심할 때 나타나기 때문이다. 신경이 서서히 오랫동안 눌리면 통증은 별로 심하지 않지만 근력이 약해지고, 이러한 상태가 지속되면 근육의 크기가 현저히 감소하는 근위축을 야기한다. 또는 급성적으로 심하게 신경이 눌려도 감각신경 마비와 함께 운동신경의 마비가 나타난다.

신경은 한번 손상되면 회복이 어렵고 마땅히 치료할 방법이 없다. 수술을 하게 되더라도 신경의 압박만 제거할 뿐 손상 입은 신경을 치료하는 것이 아니기 때문에 심각한 증상으로 여겨야 하는 것이다. 급성 신경 마비는 수술을 빨리 하면 회복을 기대해볼 수 있으나 신경이 마비된 정도에 따라 결과의 차이가 크다. 또한 만성 근위축까지 동반되었다면 치료 후에도 근력 회복을 기대하기 어려운 경우도 많다. 따라서 근력이 약화될 때에는 반드시 빠른 진단과 정확한 치료가 필요하다.

통증이 심하지 않더라도 계단을 오르내릴 때 휘청거린다거나 운전을 할 때 액셀러레이터나 브레이크가 밟아지지 않는다면 운동신경에 마비가 온 것이다. 이때는 반드시 바로 병원을 찾아야 한다. 특히 운동신경 마비와 함께 대소변 장애가 생기면 더욱 빠른 조치가 필요하다.

마비 증상은 통증보다 먼저 나타나기도 하고, 통증이 사라진 뒤에 나타나기도 한다. 감각신경의 마비가 먼저 오고, 다음으로 운동신경과 자율신경이 마비되는 것이 일반적이다.

그러나 마비되는 신경의 순서가 바뀌거나 감각신경과 운동신경, 자율신경의 마비가 한꺼번에 찾아오는 증상도 있다. 대표적인 것이 마미총 증후군(cauda equine syndrome)이다. 중추신경계의 말단인 마미총이 심하게 눌리면 통증과 함께 다리의 감각 이상, 근력 저하나 배변 장애 등의 증상이 나타나는데, 응급 수술을 필요로 하므로 신속하게 병원을 찾아야 한다.

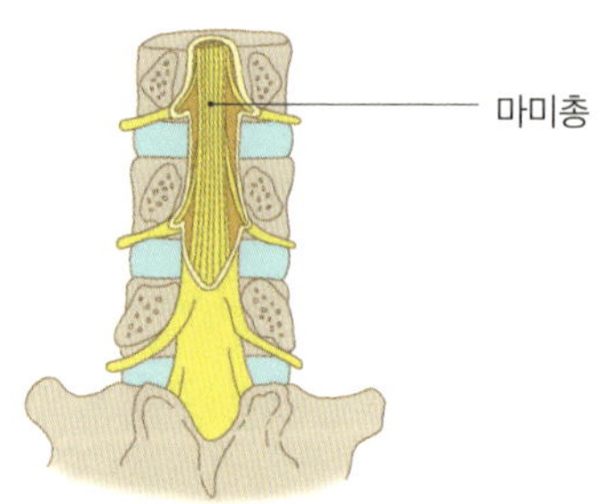

마미총의 구조

마미총은 중추신경 말단 아래 신경들이 말 꼬리처럼 갈라져 내려가는 부위다. 이 부분이 눌리면 감각신경, 운동신경, 자율신경의 마비가 한꺼번에 온다.

신경이 눌리면
다리가 짧아진다?

흔히들 디스크병이 있으면 허리나 골반이 틀어지거나 다리가 짧아진다고 한다. 디스크 조각이 신경을 눌러 통증을 일으키고, 몸이 틀어짐과 동시에 골반이 기울어지면서 다리 길이가 짧아 보이는 것이다. 디스크병으로 인한 몸의 형태 변형은 크게 '기능적 변형'과 '구조적 변형'으로 나눌 수 있다.

기능적 변형은 가역적 즉, 다시 돌아올 수 있는 변형이다. 척추 골격 자체의 변형은 없다는 뜻이다. 척수신경이 디스크 조각이나 뼈에 눌려 통증이 생기면 몸이 무의식적으로 통증을 피하려고 신경 압박이 덜한 쪽으로 기울이는 작용을 한다. 이때 근육이 수축되고 경직되면서 허리나 골반이 틀어지고, 다리 길이가 달라 보이는 것이다. 따라서 기능적 변형은 원인을 치료하면 다시 원상태의 몸으로 돌아올 수 있다.

또한 많은 사람들의 허리나 목이 일자로 변하기도 한다. 이 역시 기능적 변형에 속하는 증상이다. 허리나 목에 병이 생기자 몸이 이를 방어하기 위해 척추를 붙잡고 있는 근육을 동시에 경직시킨 것이다. 척추 전후좌우의 근육이 수축하여, S자의 척추 곡선이 일시에 펴지게 된다.

즉, 크고 작은 척추 이상에서 오는 하나의 증상이지 병명은 아닌 것이다. 그러나 근육이 경직된 상태가 길어지면 근육 경직으로 인해 발생하는 극심한 2차적 통증이 올 수 있으니, 평소 척추 주변의 근육들을 풀어 경직되지 않도록 신경 써야 한다.

구조적 변형은 만성 퇴행성 디스크병으로 인한 변형이다. 디스크의 부피가 줄어들고, 어느 한쪽으로 찌그러지면서 척추가 기울게 된다. 이때 척추뼈가 함께 어긋나기도 하고, 협착증으로 인해 허리나 다리에 통증을 야기한다. 척추뼈와 수직으로 놓인 골반이 한쪽으로 기울어 양쪽 다리의 길이가 다르게 보일 때도 있다. 변형이 오래된 경우에는 변형을 보상하기 위한 2차적 변형이 일어나기도 하는데, 이로 인해 척추가 구불구불해진다.

구조적 변형은 척추의 변형을 바로잡는 큰 수술을 하지 않는 한 교정되지 않는다. 즉, 척추뼈를 붙잡고 있는 근육의 수축과 경직을 풀어주면 증상이 해소되는 기능적 변형과 달리 구조적 변형은 뼈 자체가 변화했기 때문에 뼈를 직접적으로 펴주는 수술을 해야 한다. 그러나 교정 수술의 범위가 크고, 수술 후에 불편한 느낌이나 부작용 등으로 흔히 행해지지는 않는다. 주로 신경 압박에 의한 증상을 치료하기 위한 작은 수술 등이 선호된다.

그래서 구조적 변형은 수술 후에도 일정 부분 변형된 척추를 가지고 살게 된다. 수술 이후에는 변형된 척추를 보완하기 위한 운동요법이 필수적이다.

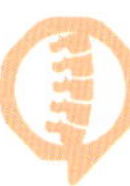

허리병이 등과 목에도 질환을 일으킨다

허리는 등과 목을 떠받치고 있는 부분이자 우리 몸의 중심부다. 그러므로 허리에 이상이 있으면 자연스럽게 등이나 목에도 통증이 생기기 마련이다. 등이나 목에 디스크병이 없다고 해도 허리에 통증이 생기거나 근육이 수축하면 등과 목을 잡아주는 근육두 함께 긴장하기 때문에 통증이 나타날 수 있다.

그래서 허리병이 오래 지속되면 등이나 목에 통증이 생기고, 심하면 등이나 목의 디스크병까지 유발할 수 있다. 우선적으로 허리 건강에 각별히 주의를 기울이며, 이를 통해 등과 목의 건강도 지켜나가는 노력이 필요하다. 척추질환 없이 살고 싶다면 말이다.

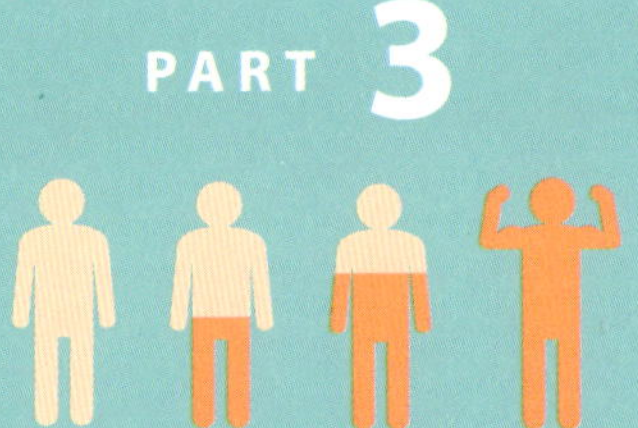

진단과 치료의

골든타임을 놓치지 마라

당신이 알아야 할
허리 디스크병의 모든 것

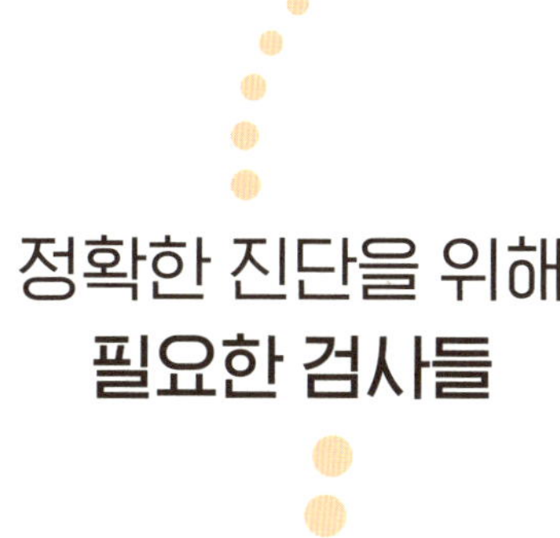

정확한 진단을 위해
필요한 검사들

허리가 아파서 병원을 찾으면 의사는 먼저 증상을 자세히 물어본다. 이 과정을 문진이라고 부른다. 환자의 통증 양상, 부위, 기간, 증상이 더 심해지는 동작 등을 종합해서 병의 종류나 상태를 짐작한다. 하지만 문진만으로 병명을 확정지을 수는 없다.

문진을 바탕으로 의사가 직접 진찰하는 이학적·신경학적 검사를 진행한다. 최근에는 여러 진단 도구의 발전으로 점차 이학적·신경학적 검사의 중요성이 줄고 있지만 가장 기초적이고, 다른 검사 방법을 결정하는 데 중요한 실마리를 제공하는 단계의 검사다.

이후 병변의 위치, 신경 압박 정도 등의 형태적 이상을 찾아내기 위해 X-ray, CT, MRI 등 방사선학적 검사를 진행한다. 그 결과에 따라 적절한 치료 방법을 정할 수 있다.

그러나 방사선학적 검사로는 신경이 압박된 정도만 알 수 있다. 그렇기 때문에 신경이나 근육의 기능을 알아보기 위한 신경전도 및 근전도 검사 등의 기능적 검사를 시행한다. 때로는 염증성 질환을 확진하기 위해 혈액 검사를 병행하는 경우도 있다.

진단법	구체적인 검사 방법
1. 직접 진찰	이학적 검사(하지 직거상 검사), 신경학적 검사(근력, 감각, 신경 반사)
2. 방사선학적 검사	X-ray 검사, CT 검사, MRI 검사, 척수 조영술
3. 기능적 검사	혈액 검사, 근전도/신경전도 검사

허리 디스크병을 알아보는 진단법과 검사 순서

이학적 검사
: 이후 진행할 검사들의 지표가 된다

이학적 검사(physical examination)란 도구를 쓰지 않은 채 통증 부위를 만지거나 두드리거나 움직이게 하여 원인과 질환을 추측하는 검사로, '하지 직거상 검사'가 대표적이다. 하지 직거상 검사는 이후 어떤 검사를 시행할지 판단을 내리는 데 실마리가 되어준다.

하지 직거상 검사의 구체적인 방법을 알아보자. 환자를 눕힌 채 두 다리를 똑바로 펴게 한다. 검사자가 한쪽 다리를 곧게 들어올렸을 때 신경 줄기를 따라 다리에 방사통이 발생하는지 알아본다. 보통 정상인의 경우에는 다리가 60도까지 별다른 통증 없이 올라간다. 반면에 허리 디스크가 신경을 누르고 있는 사람은 다리를 조금만 들어올려도 허리, 엉덩이, 다리에 찌릿한 통증을 느낀다.

디스크가 왼쪽으로 돌출되어 있으면 왼쪽 요추신경이 눌려 왼쪽 다리를 들어올리는 데 제한이 있고, 오른쪽으로 돌출되어 있으면 오른쪽 요추신경이 눌려 오른쪽 다리를 들어올리는 데 제한이 있다. 간혹 한쪽 다리를 들어올렸는데 반대쪽 다리까지 심하게 아픈 사람도 있다. 이는 신경이 아주 심하게 눌렸을 때 나타나는 증상으로, 병이 상당히 심각한 상태까지 진행된 경우다.

신경학적 검사
: 신경 줄기의 손상을 찾아낸다

하지 직거상 검사로 허리 디스크 탈출증이 의심되면 신경의 어느 줄기가 눌렸는지를 보기 위해 신경학적 검사를 한다. 신경학적 검사는 하지 근력, 감각, 신경 반사를 테스트해보는 검사다. 튀어나온 디스크가 신경을 심하게 누르면 다리 근육의 힘이 약해지고, 감각이 둔해지거나 신경 반사가 떨어지는 증상이 나타난다.

예를 들어, 환자의 발목과 엄지발가락을 머리 쪽으로 들어올리라는 지시를 준 뒤 손으로 다리를 누르며 두 발의 힘을 비교·평가한다. 이때 발목과 엄지손가락을 들어올리는 힘이 감소되어 있다면 제5번 요추신경이 눌려 기능이 떨어졌음을 알 수 있다.

감각 기능 검사를 통해서도 어떤 신경이 손상되었는지 그 발생 부위를 어느 정도 예측할 수 있다. 눌린 신경에 따라 아픈 쪽 다리의 장딴지 안쪽·바깥쪽, 또는 발등·발바닥의 감각이 정상인보다 떨어진다. 이 부위의 감각을 반대쪽 다리와 비교해보는 검사다.

마지막으로 신경 반사는 해머를 이용하여 무릎과 발목의 반사 능력을 확인하는 검사다. 반사 기능이 항진되었는지 감소되었는지, 그 여부에 따라 이상이 있는 부위를 예측할 수 있다.

방사선학적 검사
: 척추 형태의 이상 징후를 찾아낸다

X-ray, CT, MRI, 척수 조영술을 방사선학적 검사라고 한다. 문진과 이학적 검사, 신경학적 검사를 마친 뒤 뼈나 디스크, 신경, 근육, 디스크 등의 연부조직까지 정밀하게 살펴볼 필요가 있을 때 하는 검사다. 그러나 각 검사에 따라 볼 수 있는 조직의 범위가 다르므로, 앞서 시행한 이학적·신경학적 검사 결과에 기반해 선택적으로 필요한 검사를 진행해야 한다. 방사선학적 검사의 종류에 따라 어떤 상황에 적합한지 함께 살펴보자.

- **뼈와 마디의 움직임을 보는 X-ray 검사** 방사전학적 검사 중 가장 기초적인 검사다. 방사선을 몸에 투과시키는 원리를 이용해 조직을 필름에 현상해서 본다. X-ray를 흡수한 뼈는 하얗게 나오고 근육이나 장기, 디스크는 방사선이 투과되어 검게 나타난다.

X-ray 검사의 장점은 뼈의 이상을 가장 잘 볼 수 있다는 것이다. 척추 분리증 등의 질환은 X-ray만으로 진단이 가능하다. 자세를 바꿔가며 찍어볼 수 있어, 심하지 않은 척추 불안정증이나 척추 전방 전위증 등을 진단할 수 있다. 낮은 단계의 척추 전방 전위증은 똑바로 누워서 검사하는 MRI 검사 등에서는 정상 소견을 보이기도 한다. 따라서 허리를 숙인 채 X-ray를 찍어서, 똑바로 서서 찍은 X-ray 사진과 허리를 뒤로 젖힌 후 찍은 X-ray 사진 등과 비교해보면 정확히 진단이 가능하다.

일반적으로 X-ray는 앞쪽에서 1장, 옆쪽에서 1장, 왼쪽과 오른쪽의 비스듬한 방향에서 각각 1장씩 총 4장을 찍는다. 경우에 따라 허리를 굽혀서 1장, 뒤로 젖혀서 1장을 더 찍어서 척추가 움직였을 때 뼈와 마디의 움직임을 보기도 한다.

단점은 뼈의 단면을 볼 수 없고, 연부조직은 X-ray에 투과되어 볼 수 없다는 것이다. 그래서 신경이나 근육 등 연부조직의 형태적 이상을 알 수 없다. 척추관 내부의 단면도 볼 수 없기 때문에 신경이나 근육으로 인한 질환을 확진하는 데는 유용하지 못하다.

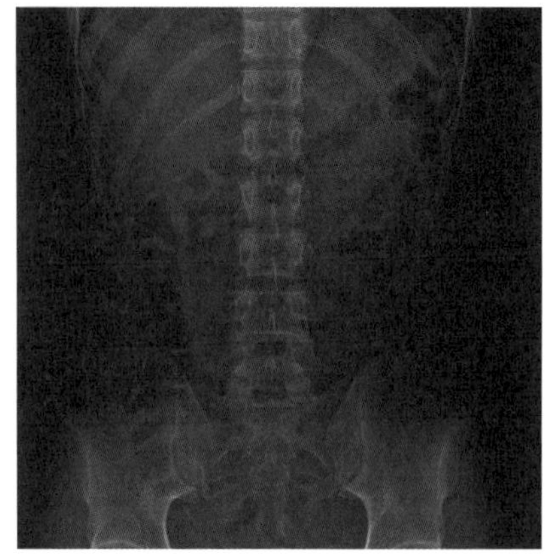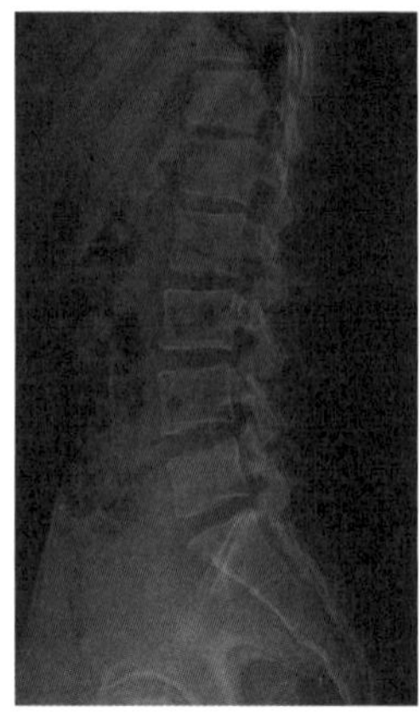

X-ray 검사

뼈의 이상 유무를 가장 정확하게 알 수 있다. 하지만 디스크나 근육, 신경은 보이지 않는다. 다만 뼈와 뼈 사이에 디스크가 있으므로 뼈의 간격이나 형태가 변화된 모습을 보고 디스크의 이상 유무를 유추한다.

간혹 의사가 증상을 묻고 X-ray를 찍어 보더니 "디스크 탈출증입니다"라고 말하는 경우가 있다. 이때 의사는 X-ray로 디스크의 형태는 못 봤지만 주변 뼈의 상태를 보고 환자의 증상과 맞추어 추측을 하는 것이다. 예를 들어, 디스크 변성증이 진행되면 디스크의 부피가 감소되면서 뼈와 뼈 사이의 간격이 좁아지거나 뼈가 자라나와 골극(가시뼈)이 생긴다. 이러한 변화와 환자의 증상을 종합해 자신의 지식과 경험을 바탕으로 추측해서 진단하는 것이다.

- **디스크와 뼈의 변화를 확인하는 CT 검사** '컴퓨터 단층 촬영'이라고도 부른다. CT 검사는 기본적으로 X-ray를 이용하므로, 일반적인 X-ray 검사 과정과 유사하다. 하지만 X-ray에 투과되지 않는 뼈의 이상 유무를 알아보는 데 탁월하고, 뼈의 단면을 층층이 찍어 볼 수 있어 세밀한 진단이 가능하다.

CT는 X-ray로 사진을 여러 장 돌아가며 찍은 뒤 정보를 모아 컴퓨터를 이용해 단층 화면으로 재구성한다. 뼈의 단면을 잘 볼 수 있으며, MRI만큼 선명하지는 않지만 대략적인 디스크의 형태를 볼 수 있다. 척추관의 모양, 척추관절의 단면을 보는 데 뛰어나 CT 검사로 디스크 탈출증, 척추관 협착증 등의 병변 유무와 정도를 파악할 수 있다. 특히 협착증의 진단에 중요한 역할을 한다.

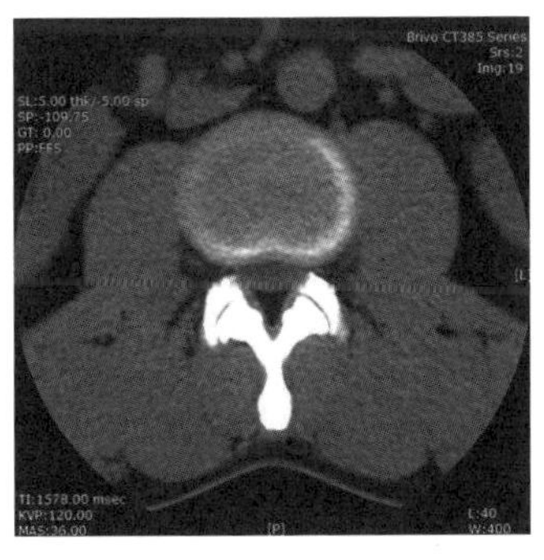
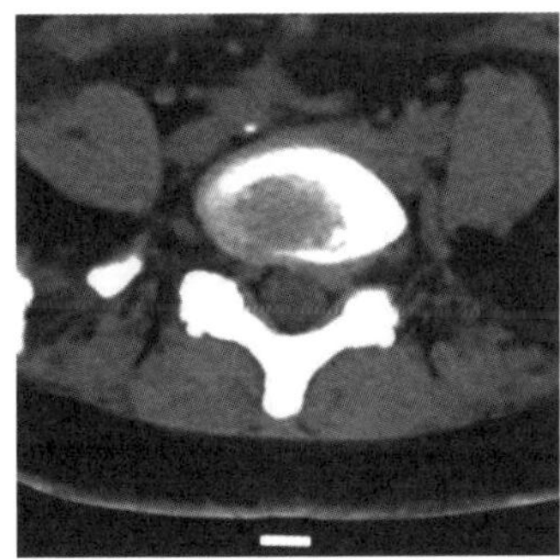

CT 검사

CT 검사를 통해 뼈의 단면을 볼 수 있다. 왼쪽은 정상인의 단면이고, 오른쪽은 허리 디스크병이 있는 환자의 단면이다.

기존의 CT 검사는 가로 단면만 제공한다는 단점이 있었다. 이러한 단점을 보완하여 최근에는 단층을 더욱 세밀하게 찍고, 3D 영상까지 제공하는 3D-CT가 개발되어 보편화되었다. 그러나 역시 디스크 내부의 정확한 상태와 신경이 압박된 정도를 확인하는 데 한계가 있다.

- **디스크질환 진단에 가장 정확한 MRI 검사** MRI(Magnetic Resonance Imaging; 자기공명영상) 검사는 강력한 자기장의 원리를 이용해 인체의 내부를 본다. CT보다 한 단계 더 발전한 검사로, 현재로서는 가장 정확하게 척추 디스크질환을 진단할 수 있는 방법이다.

   가장 큰 특징은 기존 X-ray 기반의 검사와 비교했을 때 연부조

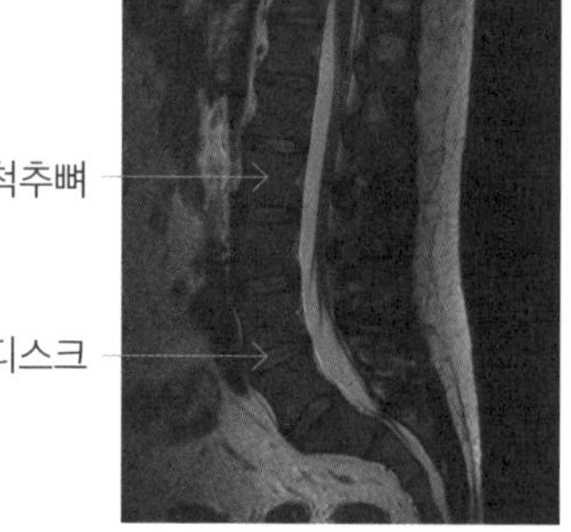

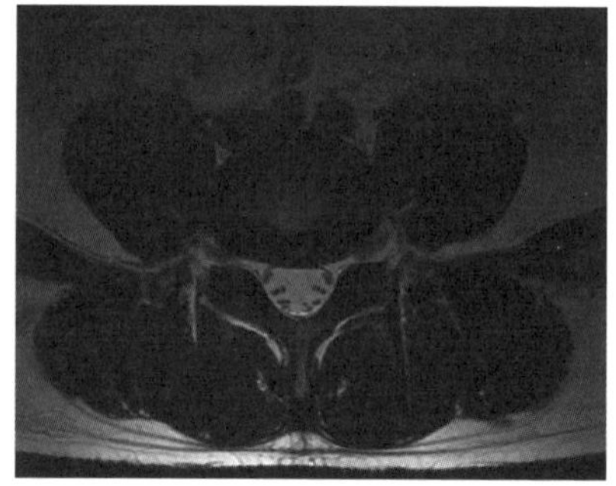

MRI 검사

MRI는 한꺼번에 여러 부위의 병변을 찾아볼 수 있고, 미세한 변화까지도 알 수 있어 척추질환의 발병 초기 단계부터 진단이 가능하다.

직의 이상 여부를 알아내는 데 탁월하다는 것이다. 따라서 신경의 압박 정도, 근육, 디스크의 내부 변화 등을 확실히 볼 수 있다. 또 디스크의 변성과 감염 여부, 척추의 종양까지도 확인이 가능하다.

또한 가로와 세로 단면을 모두 볼 수 있다는 장점이 있다. 덕분에 CT 검사처럼 단면 사이의 미세 병변을 놓치는 일이 없다. 한꺼번에 여러 부위를 볼 수 있는 것도 장점이다. 사진의 상태도 CT보다 훨씬 깨끗하고 입체적이어서 이상 부위를 보기 수월하다. CT 검사로 찾아내지 못한 몸의 이상을 MRI 검사로 발견하는 경우도 많다.

단점이라면 가격이 비싸다는 것이다. 또 환자가 장시간 좁고 긴 공간에서 움직이지 않는 불편을 감수해야 한다. 뼈와 같이 딱딱한 조직을 세밀히 보는 기능은 CT보다 못하다는 단점도 있다.

• **MRI를 찍지 못하는 경우에 필요한 척수 조영술** 척수 조영술은 척수신경 내에 조영제를 주사한 뒤 X-ray를 찍어 신경이 압박된 부위나 정도를 검사하는 방법이다. CT 검사가 나오기 전에 X-ray 검사의 단점을 보완해 신경 압박 병변의 유무, 압박의 정도를 보려고 할 때 사용한 검사였다. 하지만 조영제로 인한 알러지 반응이나 뇌척수액 누출로 인한 합병증이 존재하고, CT 검사와 MRI 검사가 대중화되면서 근래에는 거의 사용하지 않는다.

특별히 신경의 주행만 보고자 할 때 MRI로 신경만 보이도록 조정한 MR-척수 조영술을 쓰는 경우가 가끔 있다. 또 부득이하게 척수 조영술을 하게 될 때가 있다. 예를 들면 MRI 검사를 위해 좁은 통 속에 오랜 시간 누워 있지 못하는 폐쇄 공포증 환자, 이전에 나사못 등 금속 물질이 삽입되는 수술을 받아 정상 조직이 제대로 보이지 않는 환자, 심장 박동기(pacemaker) 삽입술을 받은 환자 등의 경우에는 척수신경을 누르고 있는 병변을 찾기 위해 척수 조영술을 시행한다.

기능적 검사
: 이전 검사들의 결과를 뒷받침해준다

간혹 척추질환을 가진 환자에게 혈액 검사를 시행할 때가 있다. 염증이나 종양이 의심될 때 혈액 검사를 한다. 척수 골수염이나 척추 결핵과 같은 염증성 질환이 있어도 허리 디스크병처럼 다리가 저리고 아프기 때문이다.

근전도/신경전도 검사는 신경의 기능이 어느 정도 떨어졌는지를 알게 해준다. MRI로 보았을 때 신경이 눌린 것을 확인할 수 있지만 신경 손상의 정도나 위치, 동반된 근육의 이상이 있는지 등의 여부는 잘 모른다.

그럴 때 근전도나 신경전도 검사를 하면 어떤 신경이 어느 부위에서 눌리는지를 짐작할 수 있다. 다리 근육에 가느다란 침과 같은 미세 전극을 꽂아 신경 자극이 제대로 전달되는지 여부를 측정하는 방식으로 진행된다. 특히 체신경 유발 검사는 주로 중추신경의 이상 유무를 진단할 때 유용하다.

결국 혈액 검사와 근전도/신경전도 검사는 지금까지 했던 검사들을 뒷받침해주는 검사법이라고 할 수 있다.

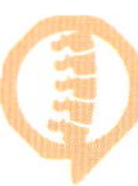

디스크 조영술과 통증 유발 검사

때로는 디스크 안쪽에 조영제를 주사해 디스크와 섬유테의 손상 부위를 파악한다. 이 검사법을 디스크 조영술이라고 한다. 조영제를 주사하면 평소 겪었던 요통과 유사한 통증이 발생하는지 알 수 있고, 다발성 디스크 변성의 경우에는 정확한 통증 유발 부위를 찾아내는 데 도움이 된다. 하지만 침습 과정에서 감염이나 통증 등의 부작용이 나타날 가능성이 있어 필요한 경우에만 선택적으로 시행한다.

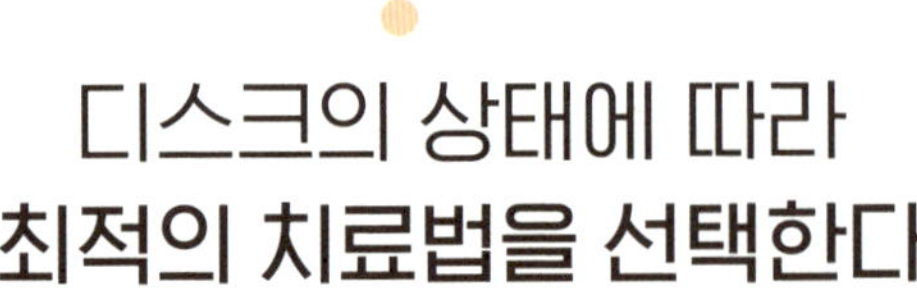

디스크의 상태에 따라
최적의 치료법을 선택한다

"아는 사람이 레이저 수술을 받고는 허리가 나았다는데, 저도 그걸로 해주세요."

병원을 찾은 환자들이 자주 하는 말이다. 디스크병이라고 하면 매스컴에서 보거나 주변 사람들이 추천하는 특정 치료를 고집하는 경우가 많다. 하지만 허리병을 치료하는 방법은 여러 가지다. 수술법 또한 다양하다. 중요한 것은 정확한 진단을 바탕으로 환자의 상태에 맞춰 치료를 하는 것이다. 타인의 치료법이 아닌 자신에게 가장 적합한 치료법이 최선의 선택이다. 허리 디스크병과 그 밖의 척추질환에 따라 어떻게 치료법을 결정하는지 살펴보자.

디스크의 손상된 정도가
증상과 치료법을 결정한다

디스크병 치료에 대한 정보를 얻으려면 먼저 디스크의 변성 과정을 정확하게 알아야 한다. 디스크가 손상된 정도에 따라 발생하는 증상이 다르고, 치료 방법도 다르기 때문이다. 게다가 한번 디스크가 변성되면 다시 원래 상태로 회복되지도 않는다. 그래서 치료를 받았어도 그 단계의 문제만 제거할 뿐 근원적인 디스크 변성의 상태를 되돌릴 수는 없기 때문에 디스크는 이후 조금씩이라도 망가진다.

디스크는 노화되거나 지속적으로 스트레스를 받으면 변성이 시작된다. 나쁜 자세, 잘못된 생활습관, 운동 부족, 자기 능력의 한계치를 넘어서 무리하게 척추를 사용하면 디스크가 변성된다. 이때부터는 디스크가 본래의 성질을 잃고 수분 함량이 줄어들어 점차 딱딱해지고 부피가 작아진다. 그러면 압력으로 인해 디스크가 눌리고, 팬케이크 모양으로 주변부가 부풀기도 한다. 심하면 섬유테가 찢어지면서 수핵이 튀어나오는 디스크 탈출증이 되는 경우도 있다.

수핵이 섬유테 밖으로 튀어나온 정도에 따라 돌출, 탈출, 파열로 표현한다. 하지만 이런 표현이 병의 진행 정도나 디스크의 변성 정도를 뜻하는 것은 아니다. 단지 튀어나온 정도에 따라 신경의 압박 정도가 다를 뿐이고, 그러한 상태를 가리키는 말이다.

신경을 누르는 정도가 심하지 않으면 보존적(비수술적) 치료법만으로 치료하고, 정도가 심하면 수술적 치료를 한다. 그중 수술을 요하는 가장 흔한 질병이 디스크 탈출증이다. 그래서인지 사람들은 '디스크'라는 말을 '디스크 탈출증'을 뜻하는 말로 혼동한다.

변성이 심하지 않은 상태에서 아직 연성인 수핵만 튀어나온 경우를 '연성 디스크 탈출증'이라 하고, 디스크 변성의 정도가 심하고 주변 척추뼈에 골극도 형성되어 있으면 '경성 디스크 탈출증'이라고 부른다. 수술은 디스크가 튀어나온 정도나 위치, 주변 상황에 따라 조금씩 다른 방법으로 한다.

예를 들어 연성 디스크 탈출증으로 튀어나온 디스크 조각의 움직임이 심하지 않고 협착증 등이 없다면 경피적 내시경 레이저 디스크 절제술로 직접 손상된 디스크 조각을 제거한다. 하지만 그 조직이 딱딱해지면서 좁아졌거나 디스크 조각의 움직임이 심하고 신경 마비 증상을 동반하고 있다면 미세 현미경 레이저 디스크 절제술을 시행하는 게 적합하다.

한편 탈출이나 파열 과정 없이 디스크가 딱딱해지고 부피가 줄어들어, 결국에는 뼈와 뼈가 맞닿는 단계가 된 '만성 퇴행성 디스크 변성증'도 있다. 이때는 디스크 조각을 제거하는 수술이 적합하지 않다. 만성 퇴행성 디스크 변성증은 뼈와 뼈 사이의 간격을 넓히고 정상적인 허리 곡선을 유지시키기 위해 골 유합술을 시행한다.

만성 퇴행성 디스크 변성증이 있는데도 단일 분절에 국한된 병변으로 척추 불안정증이 없고, 동반된 척추관 협착증이나 추관절염, 골다공증이 없으면 인공 디스크 치환술을 택한다. 그래서 골 유합술처럼 척추의 종적 · 횡적 균형을 맞춰 구조적인 문제를 해결하고 동시에 디스크의 기능을 정상에 가깝도록 되살려준다.

디스크는
완치되지 않는다

문제는 수술을 해도 완전히 처음의 건강한 척추로 돌아가지 못한다는 점이다. 척추질환은 한 번의 치료로 모든 문제가 끝나는 병이 아니다. 따라서 완치라는 개념이 없다.

치료는 보존적 치료법이든 수술적 치료법이든 모두 환자의 통증과 신경학적 이상이 없어지도록 하는 데 목적을 둔다. 치료는 증상이 나타난 단계의 문제만을 해결하여, 지금 당장의 통증을 없애는 것이기 때문에 병이 진행되기 전의 정상 상태로 되돌아가진 않는다. 특히 디스크병은 한번 시작되면 일정 경과를 계속 거쳐 진행된다. 어떤 단계에서 나타난 증상이 저절로 사라졌다든가 완벽하게 치료해서 상태가 좋아졌어도 변성된 디스크가 정상으로 돌아간 것은 아니다

예를 들면 디스크병을 치료받은 후 한동안 증상이 없었는데, 다시 갑자기 심각한 증상이 나타나기도 한다. 이미 손상된 디스크의 돌출, 또는 탈출된 부분을 제거할 수는 있지만 다시 원래의 정상 디스크로 되돌릴 수 없고 살아가는 동안 끊임없이 척추를 사용하게 되므로 변성 단계를 피해갈 수 없기 때문이다.

일단 한번 망가진 디스크는 재발하거나 악화된 것이 아니라고 해도 언제든 요통을 일으킬 여지가 있다. 또한 튀어나온 디스크가 압박되면서 생긴 미세한 신경 손상까지 수술로 회복시킬 수 없어, 약간씩 증상이 남아 있기도 하고 한 번씩 이전과 비슷한 증상이 다시 나타나기도 한다.

게다가 수술을 받은 뒤에는 신경 주변에 유착이 생긴다. 정상 상태에서 신경은 지방으로 둘러싸여 몸의 움직임에 따라 잘 움직여주는데, 수술을 받으면 유착으로 인해 신경이 눌리는 것과 비슷한 증상이 나타나기도 한다. 다행인 점은 이런 증상들이 디스크병의 재발과는 거리가 멀고, 꾸준한 척추 관리와 근력 운동으로 막을 수 있다는 점이다.

그래서 관리가 중요한 것이다. 여기서 관리라 함은 척추를 되도록 사용하지 말자는 것이 아니다. 바르게 사용하고 적절한 운동으로 근육을 튼튼하게 만들어서 척추가 받는 부담을 조금이라도 덜어주자는 것이다.

이미 시작된 변성을 치료나 수술로 막을 도리가 없으니 아무것도 할 필요 없다고 포기해서는 안 된다. 운동을 하거나 관리를 잘하면 퇴행성 변화가 찾아오는 시기를 늦출 수 있고, 허리 근육의 힘이 커지면 디스크에 걸리는 압력을 줄일 수 있다.

만약 자신의 척추 상태에 맞춰 적절히 치료나 관리, 운동을 하지 않으면 병이 진행될 때마다 문제가 나타나고, 여러 차례 수술을 받을 수밖에 없다. 그러다 결국에는 골 유합술 같이 장애를 남기는 큰 수술을 받게 된다. 이 때문에 디스크병을 꾸준히 관리하는 병이라고 말한다.

허리 디스크병 치료의 길

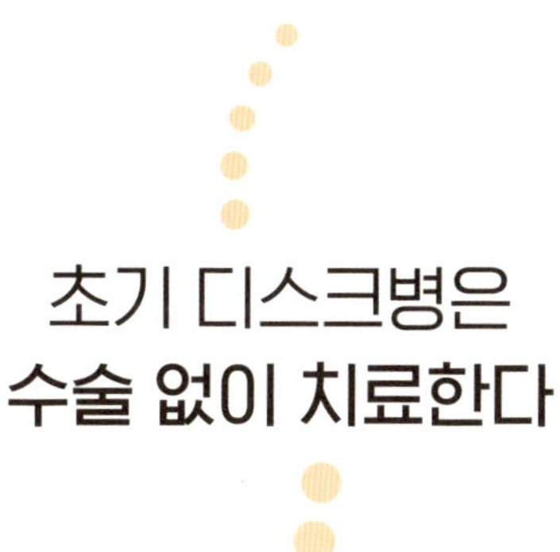

초기 디스크병은
수술 없이 치료한다

허리 디스크병이 심하지 않은 초기 단계에는 정상 조직에 손상을 주지 않는 치료를 한다. 어느 정도 신경을 누르는 병변이 있더라도 신경 주변의 염증이 줄어들면 통증이 덜해지므로, 초기에는 몇 가지 예외적인 경우를 제외하고는 보존적 치료부터 하는 것이 원칙이다.

증상의 초기 단계에서는 1~2일 정도 안정을 취하고 증세에 따라 소염 진통제나 근육 이완제 등의 약물 투여, 물리 치료, 통증 주사 등으로 통증을 감소시킨다. 통증이 가라앉은 뒤에는 지속적으로 운동요법을 시행하여 약한 허리가 강해질 수 있도록 만들어준다.

디스크병 초기 단계
: 보존적 치료를 시행한다

통증을 줄여주는 방법만으로 경과를 지켜보면서 증상이 호전되도록 처치하는 것을 보존적 치료 또는 비수술적 치료라고 부른다. 보존적 치료를 시행하는 기간은 3~6주다. 보존적 치료 후 증상이 호전되지 않으면 신경을 압박하는 병변을 제거하는 수술적 치료를 한다. 하지만 신경을 압박하는 병변이 없으면 수술을 하지 않는다.

급성 통증만을 감소시키는 것을 일시적인 치료로 생각할 수 있다. 통증을 줄여 증상을 호전시키는 일은 자세를 바르게 유지하도록 하고, 정상 생활을 가능하게 한다. 이후 운동을 통해 증상의 재발을 막고, 더 이상 척추질환이 진행되지 않도록 신경 쓴다면 중요한 의미를 가지는 것이다. 앞서 언급한 대로 척추질환이 한번 발생한 이상은 정상적인 상태로 돌아갈 수 없기 때문에 수술을 포함한 모든 척추질환 치료는 통증 및 증상의 완화가 목적이라고 말할 수 있다. 따라서 통증이 가라앉은 뒤에는 끈기 있게 생활습관을 바꾸고 운동을 꾸준히 하는 것이 무엇보다 중요하다.

① 절대 안정으로 통증을 줄인다

보존적 치료에서 제일 먼저 시행하는 것이 '안정'이다. 누워서 안정을 취하는 것이 가장 쉽고 효과적으로 통증을 줄여준다. 허리를 포함해 근골격계에서 발생하는 급성 손상과 염증은 지속적으로 움직일 때 악화될 수 있다. 따라서 병변을 고정하고 안정을 취하는 것이 가장 간단하면서도 효과적인 방법이라고 할 수 있다. 과거에는 허리가 아프면 무조건 쉬어야 한다고 해서 2주 이상씩 허리를 움직이지 않게 했다. 하지만 요즘에는 안정 기간을 1~2일 정도로 제한한다. 안정 기간이 너무 길면 근육이 소실되어 허리를 더욱 약하게 만들 수 있기 때문이다.

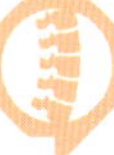

요통은 급성 통증과 만성 통증으로 나눈다

요통은 지속 기간에 따라 급성 통증과 만성 통증으로 구분된다. 일반적으로 3주 이내면 급성 통증, 3주가 넘으면 만성 통증이라고 한다. 급성기에는 보통 신경이나 근육 주변에 염증이 함께 나타나 증상이 심해 보인다. 이후 염증이 차차 가라앉으면서 통증도 줄어드는데, 통증이 지속되는 기간이 길면 만성 통증으로 간주하고 그에 맞는 치료를 시작한다.

급성기의 경우, 병원에서는 수술 여부를 결정하기 전에 보존적 치료 기간을 보통 3~6주 정도 가지며 염증을 줄이고 안정을 취하면서 통증의 추이를 살펴본다. 보존적 치료를 시행해야 병에 대한 진단을 과하게 하지 않을뿐더러 필요 없는 수술을 막을 수 있다.

근육은 한번 소실되면 회복하기 굉장히 어렵다. 그렇기 때문에 여러 방법을 동원해 통증을 줄이는 한편, 빠른 시일 안에 운동을 해야 한다. 통증이 줄어들면 병원에서 제시한 올바른 자세를 익히고, 적절한 운동법으로 꾸준히 관리한다.

이처럼 약물을 사용하지 않고 자세를 바꾸거나 꾸준한 운동만으로 증상이 좋아지는 경우도 많다. 하지만 안정을 취하는 동안 통증이 너무 심하다면 병원을 찾아 약물 치료나 물리 치료 등의 도움을 받는 것이 좋다.

② 신경이 눌린 정도가 심하지 않으면 약물로 치료한다

통증을 완화하기 위해 시행하는 가장 보편적이고 간단한 방법은 약물 치료다. 이때는 소염 · 진통작용을 하는 약물이 사용된다. 그런데 약물을 이해하려면 통증이 어떻게 생기는지 '통증의 기전'을 먼저 알아야 한다.

신경이 통증을 일으키는 이유에는 물리적인 이유와 화학적인 이유가 있다. 디스크나 골화된 인대 등이 신경을 눌러서 통증이 오는 것은 물리적 요인 때문이다. 디스크가 탈출되거나 신경이 눌려 자극을 주면 신경 주변 혈관으로부터 염증을 일으키는 여러 가지 '염증유발인자'가 분비되는데, 염증유발인자가 신경 주변에서 염증을 일으켜 신경과 주변의 조직을 붓게 만들고 통증이 나타나면 화학적 요인을 살펴봐야 한다.

위의 두 가지 요인 모두 통증을 유발하지만 증상이 거의 동일하여 증상만으로 구분할 수 없다. 따라서 통증을 일으키는 요인을 구분하기 위해서는 영상의학적 검사가 필수적이다. 환자가 아주 심한 하지 방사통을 호소하는데, MRI 검사상 신경 압박이 관찰되지 않는다면 염증 때문이라고 진단하고 비수술적 치료 계획을 수립하는 것이다. 이때 염증 반응을 줄이고 통증을 없애기 위해 흔히 소염 진통제를 사용한다. 소염 진통제는 통증을 일으키는 물질을 차단해 신경 주변의 염증을 줄여 통증을 감소시킨다.

소염 진통제는 스테로이드 계통과 비스테로이드 계통이 있다. 스테로이드계 소염 진통제는 효과가 좋지만 오래 복용하면 전신에 다양한 부작용을 일으키기 때문에 일반적으로 비스테로이드계 소염 진통제를 처방한다.

소염 진통제와 함께 근육 이완제를 처방할 때도 있다. 허리 디스크병의 증상에는 신경 압박에 의한 통증도 있지만 허리 근육이 경직되어 나타나는 2차적 근육통도 있다. 예를 들어, 척추의 S자 곡선이 무너져 허리가 일자로 변하는 경우다. 허리의 움직임을 최소화하려는 작용으로 볼 수 있는데, 이때 경직된 근육이 2차적 통증을 유발한다. 근육 이완제는 소염 진통제와 달리 경직된 근육으로부터 생기는 2차적 근육통을 줄여줄 목적으로 투여하는 것이다.

신경이 눌리는 물리적 압박이 심하지 않으면 소염 진통제나 근육 이완제 정도의 약물 치료만으로도 통증이 사라질 수 있다.

③ 염증으로 인한 부종과 통증에는 물리 치료를 시행한다

디스크나 신경 주변에 염증이 생겨 부종과 통증을 유발하는 화학 작용은 동반된 물리적인 압박이나 2차적 충격만 없다면 일반적으로 2~3주 안에 호전된다. 물리 치료의 주된 목적도 약물 치료와 마찬가지로 급성기에 나타나는 통증을 완화시키는 데 있다.

물리 치료는 대부분 약물 치료와 병행한다. 약물처럼 화학적 작용으로 직접 염증을 줄여주는 것은 아니기 때문이다. 수술처럼 물리적으로 압박하는 디스크 등의 조직을 없애주는 치료도 아니다. 주로 냉온 치료나 전기 자극 치료 등을 통해 근육을 이완시키고, 견인 치료 등으로 디스크 내부의 압력을 줄여 통증을 경감시킨다.

- **냉온 치료** 통증이 있는 부위에 얼음 주머니를 대고 마사지하는 치료법. 신체의 대사 활동을 늦추고 염증 부위의 혈류량을 줄여, 염증과 부종을 감소시킨다. 따라서 국소부의 부기를 가라앉히고 근육이 경직되는 것을 막아 통증을 덜어준다. 보통 급성기의 요통, 즉 초기 1~2일에 시행한다. 요즘 시행하는 냉동요법 즉, 크라이오 치료(cryotherapy)도 급성기 통증이 있을 때 한다.

- **온열 치료** 급성기 통증이 줄어들면 온찜질을 한다. 통증이 있는 부위에 열을 가해 긴장된 근육을 풀어주고 혈액순환을 좋게 만들어 통증을 가라앉힌다.

열의 형태와 시술 방법에 따라 조금씩 차이는 있으나 핫팩 찜질, 초음파 치료, 레이저 치료 등이 온열 치료에 해당한다. 핫팩 찜질은 뜨겁게 열을 내는 물질을 주머니에 담은 뒤 피부 표피에 대서 직접 열을 가하는 치료이고, 초음파나 레이저는 핫팩보다 더 깊숙한 부분까지 열을 전달하는 치료다. 그래서 근육이나 인대, 관절 부위에 생긴 통증까지도 줄여줄 수 있다.

온열 치료는 만성적인 요통일 때 사용한다. 급성기 통증에 찜질을 하면 붓기나 염증이 더 심해질 수 있으므로 주의해야 한다.

• **견인 치료** 척추를 잡아당겨 뼈와 뼈 사이 간격을 넓히고, 디스크 내부의 압력을 줄여주는 치료법이다. 디스크병 초기 단계에 하면 효과를 볼 수 있다. 무중력 감압기 등도 견인 치료에 해당된다. 하지만 견인으로 줄어든 디스크 내부의 압력은 다시 원래 상태로 돌아오기 마련이다. 그래서 이후에도 지속적으로 관리해야 한다.

견인 치료의 원리를 이용한 공기 주입식 보조기를 사용하기도 하지만 보조기를 착용한 채 오래 생활하면 허리 근력이 약해져 오히려 허리를 더 망칠 수 있다는 점을 명심하자.

④ 스테로이드 주사로 염증을 잡는다

스테로이드 계통의 약물은 탁월한 소염작용을 한다. 하지만 전신에 다량 투여하거나 장기간 복용할 경우 심각한 부작용을 일으키기 때문에 조심스럽게 사용해야 한다.

스테로이드계 약물의 단점을 보완해주는 것이 경막외 차단술이라고 부르는 신경 통증 주사다. 소량의 스테로이드를 원하는 신경 주변에만 선택적으로 투여하여 염증을 완화하는 효과를 극대화하고, 다량의 스테로이드를 투여할 때 생길 수 있는 부작용을 최소화한 치료법이다. 수술처럼 병변을 제거하지는 않지만 염증을 효과적으로 감소시켜 최근 널리 쓰인다.

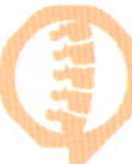

스테로이드계 약물이 일으키는 부작용

- 고혈압, 당뇨, 위장 장애, 골다공증, 대퇴골두 괴사 등이 나타난다.
- 얼굴이 둥그렇게 변하고, 팔다리가 가늘어지면서 배에 지방이 쌓이는 복부 비만이 된다.
- 몸에 쉽게 멍이 들고 피부가 얇아진다.
- 부신 피질이 기능을 잃어, 몸속에서 꼭 만들어야 할 스테로이드를 만들지 못한다.
- 기운이 없고 속이 메스꺼워지며, 밥맛이 없고 심한 경우 생명을 잃을 수도 있다.

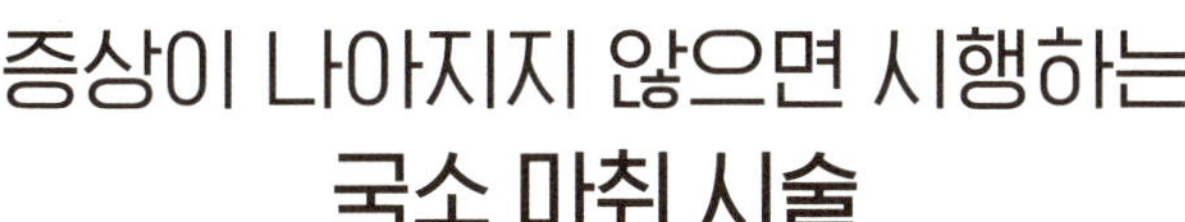

증상이 나아지지 않으면 시행하는
국소 마취 시술

얼마 전 진료실을 찾은 환자가 "요즘은 정보가 너무 많아요. 어떤 치료가 좋은지 도통 알 수가 없어요"라며 하소연을 했다. 환자들의 마음은 모두 같을 것이다. 갑자기 찾아온 통증에 당황스럽고, 누구나 중요하다고 생각하는 허리가 아파 괴롭다. 게다가 주변 사람들은 "허리에 잘못 손댔다가는 큰일 난다"라고 한다. 병원에 갔다가 덜컥 수술하자는 말을 들을까 겁이 나지만 통증으로 일상생활이 힘들다. TV나 인터넷에는 허리병에 좋다는 치료법에 대한 정보가 넘쳐난다. 어떻게 치료해야 할지 무척 혼란스러울 것이다.

앞서 말한 것 같이, 우선 자신의 상태를 냉정하고 정확히 진단받는 것이 제일 중요하다. 진단에 따라 치료 계획을 세우기 때문이다. 때로는 여러 가지 이유로 차선책을 선택하기도 하지만 기본적으로 자신의 상태에 맞는 올바른 치료를 선택해야 한다.

요즘 척추 치료는 최대한 정상 조직과 기능을 보존하고, 최소한의 손상을 주는 '최소 침습(最小侵襲, minimally invasive)'의 개념으로 접근한다. 즉, 되도록 수술을 피하고 불가피하게 수술을 하더라도 최소한의 수술로 정상 기능의 보존과 빠른 회복을 추구하는 것이다.

시술과 수술, 무엇이 다를까?

척추 치료는 크게 비(非)수술적 치료와 수술적 치료로 나눌 수 있다. 비수술적 치료에도 약물 치료, 물리 치료 등과 같이 무(無)침습 치료가 있고, '○○ 시술' 또는 '○○ 술' 같은 최소 침습 치료 행위가 있다. 하지만 시술은 비수술적 치료에 속한다. 시술과 수술은 과연 어떤 차이가 있을까?

수술은 '정상적인 인체의 구조물이 망가져서 본래 기능을 못할 때, 피부에 절개를 하고 망가진 구조물의 일부(절제) 또는 전부(제거)를 잘라내거나, 찢거나(접합) 떨어뜨려서 이어붙이거나(접합/유합), 망가진 부위에 인공 대체물을 삽입(치환/이식)하는 등의 행위'를 말한다. 즉, 절개를 하고 인체 내부의 구조물을 정상 구조로 만드는 변화를 주는 행위다.

반면 시술은 피부에 삽입한 바늘 등을 통해 미세한 관이나 수술 기구로 병변 부위에 약물을 주입하거나 열을 가하는 등의 행위를 말한다. 수술과 달리 절제나 확장 등 구조에 영향을 주는 행위는 포함되지 않는다.

따라서 시술의 장점이자 한계점은 절개 없이, 구조의 변화 없이 증상을 완화시켜준다는 점이다. 구조의 변화를 필요로 하지 않는 퇴행성 디스크병, 경미한 정도의 디스크 탈출증 또는 협착증에는 시술의 효과를 기대할 수 있으나 수술을 필요로 하는 고도의 신경 압박 병변에는 효과가 미미하거나 일시적일 수밖에 없다.

요즘 많은 종류의 시술이 수술의 대체 방법으로 시행되고 있으나 엄밀히 말해 시술은 수술을 완벽히 대체할 수는 없다. 즉, 반드시 수술이 필요한 경우도 있다는 것이다. 무조건 수술 없이 시술로 모든 척추질환을 치료할 수 있다고 믿는 것은 잘못이다. 물론 수술을 결정하기 전에 비수술적 치료 즉, 보존적 치료를 먼저 시행해보는 것은 가능하지만 시술이 적용되는 범위를 이해하는 것이 우선이다.

때로는 수술이 필요한 환자가 무조건 수술이 싫다는 이유로 여러 가지 시술을 받으며 시간을 끌기도 한다. 그러면 이후에 수술을 받더라도 좋지 않은 수술 예후를 보이기도 하므로 치료법은 신중히 선택해야 한다. 다음의 시술 방법들을 살펴보며, 자신에게 어떤 치료법이 필요한지 알아보자.

① 통증을 일으키는 신경을 파괴하는 고주파 열 치료

요통이 주요 증상인 디스크병일 때는 대개 비수술적 치료를 한다. 그래서 통증 치료와 운동요법을 병행한다. 하지만 보존적 치료에 반응하지 않는 디스크 내장증 또는 퇴행성 디스크병일 때는 보다 적극적인 치료를 하게 된다. 이때 사용하는 시술이 '고주파 열 치료'다.

앞서 설명한 대로 퇴행성 디스크병의 경우 수핵이 변성되고, 섬유테가 찢어진다. 찢어진 섬유테에는 통증신경 말단이 자라 들어오는데, 이 과정에서 디스크 내부의 압력이 증가하고 통증이 나타난다.

고주파 열 치료 방법은 아주 간단하다. 길고 가느다란 바늘을 변성된 디스크 안쪽에 찌른 뒤 바늘을 통해 와이어(고주파 열선)를 디스크 내부에 밀어 넣는다. 그런 다음 와이어에 고주파를 통하게 만들면 열이 발생된다. 열로 인해 디스크 내부에 있는 콜라겐의 성질이 바뀌어 수축되면서 디스크 내부의 압력이 감소된다. 또한 통증을 일으키는 신경 말단을 고주파 열로 파괴시킨다.

피부를 절개하거나 근육을 열지 않고 미세한 고주파 열선을 삽입하는 정도만으로 시행할 수 있어, 뼈의 변화 없이 디스크에만 변성이 온 환자나 수핵 탈출 없이 섬유테만 찢어진 상태의 디스크 변성 초기 단계 환자의 급성기 통증을 다스리기 유용하다.

고주파 열 치료의 장점은 정상 조직의 손상이 전혀 없고 안전하다는 것이다. 하지만 치료할 수 있는 대상이 제한적이고, 병을 근원적으로 치료하는 것은 아니라는 단점이 있다.

② 튀어나온 디스크의 크기를 줄이는 고주파 수핵 성형술

고주파 열 치료는 수핵의 콜라겐 성분을 변화시키고 손상된 섬유테에 위치한 통증신경 말단을 열로 응고시켜 통증을 없앤다. 반면 고주파 수핵 성형술(뉴클레오플라스티)은 고주파 열 치료의 한계를 보완한 시술이다. 가느다란 고주파 바늘을 디스크 안쪽의 수핵에 찔러 넣어, 수핵의 일부를 수축·응고시켜 튀어나온 디스크를 줄어들도록 만든다. 시술 시간이 10분 정도로 짧고 통증도 거의 없어, 치료를 마치고 바로 퇴원할 수 있다.

하지만 고주파 수핵 성형술도 시행할 대상이 제한적이라는 단점이 있다. 살짝 볼록해진 팽윤 정도로만 디스크가 변성되고 척추뼈에는 별다른 변화가 없을 때 시술이 가능하다. 디스크가 그 이상 손상되거나 탈출됐을 때는 고주파 수핵 성형술이 적합하지 않다.

③ 염증 부위에 정확히 약물을 투여하는 경막외 신경 성형술

퇴행성 디스크병은 디스크가 탈출되었거나 협착 없이 디스크가 퇴행성 변화를 일으켰을 때 급성 또는 만성 요통이 나타나는 질환이다. 퇴행성 디스크병에서 통증을 일으키는 원인은 크게 두 가지로 나뉜다. 디스크 내부의 손상으로 인한 물리적 요인과 망가진 디스크 주변에 발생한 염증으로 인한 화학적 요인이다. 물리적으로 신경을 압박하지 않는데 염증만으로도 신경이 자극되면 방사통 등의 증상이 심하게 나타나기도 한다.

급성 팽윤이나 돌출의 경우에는 위에서 언급한 고주파 시술 등으로 치료할 수 있으나 신경의 압박이 없는 두 마디 이상의 다발성 디스크 변성증의 경우에는 경막외 신경 성형술을 한다.

경막외 신경 성형술의 과정을 살펴보자. 국소 마취를 하고, 꼬리뼈를 통해 미세한 관을 병변이 있는 부위까지 넣는다. 영상 장치로 정확한 병변 부위에 관이 들어갔는지 확인한 후 염증을 줄이는 약물을 투여한다.

'신경 성형술'이라는 명칭 때문에 수술로 오해하는 경우가 있다. 그러나 수술로 신경관을 넓히는 것처럼 비수술적 시술로 이와 유사한 증상 호전을 유도한다는 점에서 유래한 명칭일 뿐이다. 경막외 신경 성형술은 비수술적 치료 즉, 시술이다. 입원 없이 시행한 당일 귀가할 수 있어, 즉시 일상생활이 가능하다. 시술을 받은 이후에는 점진적으로 운동 강도를 높여 척추 주변의 근육을 강화해주면 된다.

나이가 많은 환자나 넓은 범위의 수술을 필요로 하는 환자, 정상적인 척추 기능에 지장을 줄 수 있는 척추 고정술 등의 수술을 결정하기 어려운 환자에게는 오히려 수술보다는 경막외 신경 성형술을 시행하기도 한다.

그러나 수술과 똑같은 효과를 기대하기 어렵다. 또한 반드시 기존의 잘못된 생활습관을 고치고, 운동을 병행해야 한다. 경막외 신경 성형술은 비교적 간단하고, 효과가 수개월 이상 지속되므로 유용한 비수술적 치료로 널리 쓰이고 있으나 시술 후 관리가 제대로 되지 않는다면 얼마 지나지 않아 증상이 다시 생기거나 악화되는 경우가 흔하다.

비수술적 치료로 널리 쓰이고 있으나 시술 후 관리가 제대로 되지 않는다면 얼마 지나지 않아 증상이 다시 생기거나 악화되는 경우가 흔하다.

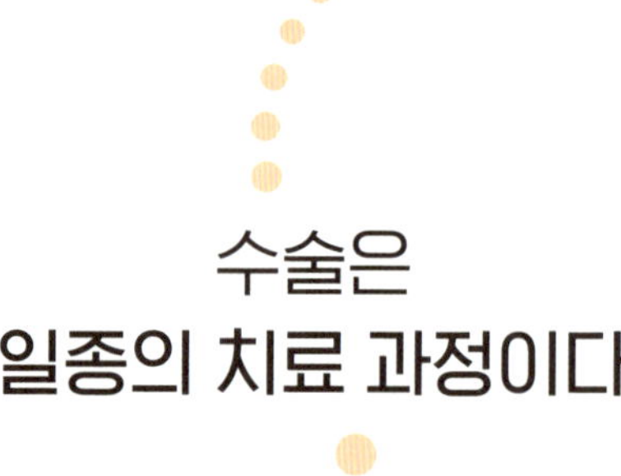

수술은
일종의 치료 과정이다

허리에 통증을 느껴도 신경의 압박이 심하지 않으면 보존적 치료를 3~6주 정도 시행한다. 수술을 고려할 만한 신경 압박이 있는 경우에도 일단 보존적 치료부터 시작하는 것이 원칙이다. 그러나 통증이 완화되지 않거나 확연한 신경학적 이상을 보이면 수술을 해야 한다. 이때 신경학적 검사 및 MRI 등의 영상학적 검사를 통해 신경이 심하게 눌린 상태가 확인되어야 함은 물론이다.

보존적 치료로 신경 주변의 염증에 대한 치료를 정상적으로 진행했으나 호전되지 않는다는 것은 결국 신경을 누르고 있는 물리적인 요소(탈출된 디스크 조각 또는 협착)를 제거해야 하는 상황인 것이다. 물리적 압박 요소를 제거해 신경을 감압하는 수술을 해야 한다.

　물론 보존적 치료 단계를 뛰어넘고 곧바로 수술을 해야 할 때도 있다. 신경이 눌리는 정도가 심해 운동신경 마비, 대소변 장애 등이 나타났거나, 심한 신경 압박으로 인해 생긴 극심한 통증이 약물이나 주사 치료에 반응하지 않고 지속될 때가 바로 그러한 경우다.

　보존적 치료 즉, 비수술적 치료에도 여러 종류가 있듯이 수술적 치료에도 다양한 종류가 있다. 여기에는 어떤 장비를 이용하느냐에 따라 경피적 내시경 디스크 절제술, 현미경 레이저 디스크 절제술, 골 유합술 등으로 나눈다.

　수술은 여러 치료 과정 중 하나일 뿐이다. 그러니 무조건 맹신해서도, 무조건 배척해서도 안 된다. 특히 자신의 상태를 고려하지 않고 무조건 보존적 치료나 작은 수술만 고집하는 것은 적절치 않다. 더구나 마지막 단계의 큰 수술이 모든 문제의 해결책인 것처럼 생각해서도 안 되겠다. 수술에 대한 일반적인 오해를 바로잡아보자.

수술,
무조건 미루면 해결된다?

과거에는 검사 기술이 발달되지 않아, 병을 정확하게 진단하는 데 어려움이 많았다. 그래서 주로 환자의 증상과 이학적 검사에 크게 의존했다. 하지만 환자의 증상이 항상 병의 경중을 나타내지는 못한다. 증상만 보고 불필요한 수술을 하는 경우도 많았다. 한편 초기에 수술이 필요하다고 여겨지던 환자에게 적절한 보존적 치료를 시행하자 증상이 호전되는 경우도 많으므로, 성급히 수술을 결정하는 것은 옳지 않다.

하지만 정확한 진단이 우선되고, 적절한 보존적 치료가 단계적으로 이루어진 후에도 증상이 호전되지 않는다면 수술을 고려해야 한다. 객관적으로 원인이 뚜렷한 병변을 적절한 방법으로 수술하는 것은 피해를 최소화하고 회복 시기를 앞당길 수 있는 좋은 방법이 된다. 간단하게 수술로 좋아질 수 있는 병을 수술이 두렵다는 이유로 장기간 미루고 있는 경우도 종종 있다. 그러는 사이 통증이 지속되고 병이 발전하여, 수술 예후가 나빠지며 잔여 증상이 상당 기간 지속된다.

무엇보다 중요한 것은 시술이냐, 수술이냐가 아니라 환자의 상태다. 병을 정확히 진단하고 가장 알맞은 방법을 택해 적절한 시기에 치료를 받아야 한다.

좋다는 수술을 받으면 금방 낫는다?

의사마다 수술을 결정하는 기준이 조금씩 다를 수 있지만 수술 방법을 정할 때 많은 고려 사항이 있다. 신경을 압박하는 병변의 종류, 신경 압박의 정도, 병변의 위치에 따라 수술 방법을 결정한다. 또한 의사의 경험이나 수술 수기의 숙련도, 장비의 보유 유무 등도 수술 방법을 결정할 때 영향을 미친다.

여러 가지 질환 또는 질병으로 인한 변화가 함께 나타나는 다발성 병변의 경우 어디까지 수술에 포함할지, 주변 병변과 상관관계 등을 고려해 수술 방법을 조합해야 한다. 그래서 복잡한 경우의 수가 나오기 때문에 비슷한 증상을 가진 환자라도 여러 가지 사항을 고려하여 수술 방법과 범위를 정하게 된다.

"지인이 어떤 수술을 받고 좋아졌다고 들었어요. 저도 똑같은 증상을 가지고 있으니까 같은 치료를 해주세요"라고 부탁하는 환자가 종종 있다. 이처럼 환자가 자신의 상태를 고려하지 않고 특정 수술법만을 고집하는 것은 옳지 않다. 최근에는 비수술적 시술의 종류가 다양해진 만큼 모든 디스크질환을 수술하지 않고, 특정 시술만으로 고칠 수 있다고 믿는 환자가 많다. 막무가내로 시술을 해달라고 조르는 경우도 흔하다.

하지만 증상이 비슷하더라도 전혀 다른 상태의 환자라면 수술이나 치료 방법에 차이가 날 수 밖에 없다. 때로는 좀 더 큰 수술이 적합할 수 있고, 수술 없이 치료할 수도 있는 것이다. 무조건 작은 수술을 한다고 좋은 것이 아니고, 큰 수술을 한다고 치료가 완벽한 것도 아니다. 작은 수술로 병변을 효과적으로 제거하지 못할 수 있고, 큰 수술을 한 뒤 더욱 큰 불편함을 얻을 수도 있기 때문이다.

중요한 것은 환자 개개인에게 가장 알맞은 수술법으로 치료하는 것이다. 그러기 위해서는 무엇보다 정확한 진단이 선행되어야 함은 물론이다. 또한 X-ray, CT, MRI 중 어느 한 가지 검사만 가지고 결정되는 것이 아니고, 서로 다른 특성의 여러 검사들을 적절하게 조합해야 정확한 진단 결과와 최상의 치료를 이끌어낼 수 있다.

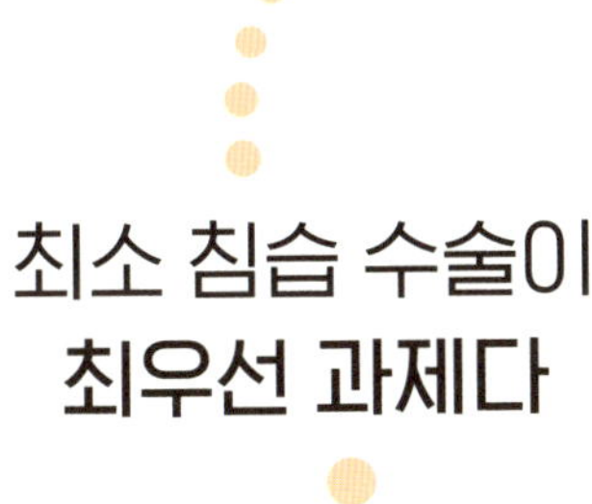

최소 침습 수술이
최우선 과제다

간혹 의사가 우선 작은 수술을 권하면서 수술 후 병의 진행 상태에 따라 나타날 수 있는 다른 증상이나 추가적인 수술 가능성을 설명할 때가 있다. 지금 상태에서 최선의 방법을 선택해 치료하더라도 의사들은 추후 발생할 수 있는 상황에 대해 예측하고 대비하려고 한다. 이를 환자에게 숙지시키는 것이다.

이때 어떤 환자는 "이번에 아예 모두 수술해주세요!"라고 한다. 어렵게 수술을 받기로 결심했는데 향후 진행될 질병의 가능성이 있다고 하니, 이참에 완전히 불안감을 씻어버리려는 것이다. 반대로 수술에 대해 부정적인 생각을 가진 환자들은 막연하게 "수술 후 병이 더 심하게 악화되면 어쩌나요?" 또는 "수술 후유증으로 크게 아팠다는 사람의 이야기를 들었어요" 하며 미리부터 걱정한다. 이 역시 수술에 대한 정확한 이해가 부족해서 생기는 일이다.

수술은 '피부를 절개하고 정상 조직을 통과해 몸속 병변에 접근하기까지의 과정'과 '신경을 누르거나 손상된 조직을 제거하고 필요하면 인공 대체물을 삽입하는 과정'으로 나눈다. 따라서 필연적으로 병변에 접근하는 통로를 만들 때 정상적인 조직에 손상을 주게

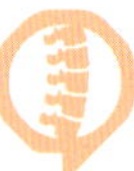

최소 침습 수술

정상적인 조직의 손상을 최소화하고, 조직의 본래 기능을 최대한 보존하는 수술을 '최소 침습 수술'이라고 한다. 일반적으로 최소 침습 척추 수술은 절개 크기가 작고, 수술 시간이 짧고, 출혈량이 적다. 수술 시 정상적인 조직의 손상이 최소화됨으로써 수술 후에 회복이 빠르고, 정상 기능의 제한도 최소화되는 것이다. 때때로 병변의 범위가 큰 경우, 수술 상처가 크더라도 가능한 최소화된 수술을 선택한다면 이 역시 최소 침습 수술의 범주로 본다. 즉, 수술의 원래 목적을 충실히 수행하면서 주어진 상황에서 최소한의 수술을 할 수 있다면 '최소 침습 수술'이라 부를 수 있는 것이다.

된다. 이로 인해 정상 기능에 영향을 주기도 한다. 질병의 상태에 따라 손상된 조직을 제거하고 인공 보형물을 삽입하더라도 만족할 만큼 정상 기능으로 회복하기 어려운 경우도 있다.

그렇기 때문에 지난 20년간 척추 치료 기술은 보존적 치료법을 개발하고, 최소 침습 수술법을 발전시키는 방향으로 진행되어왔다. 그동안 수술적 치료만 적용할 수 있던 질환도 직접 접근하여 병변을 제거하지 않고 약물이나 주사 등 보존적 방법으로 치료하는 방법이 개발되어왔으며, 불가피하게 수술적 치료가 필요한 경우에 적용할 '최소한의 손상으로 동일한 또는 그 이상의 성과를 내는 수술 기법'을 발전시킨 것이다.

① 튀어나온 디스크 조각을 제거하는 경피적 내시경 디스크 절제술

가장 대표적인 최소 침습 척추 수술이다. 일반적으로 척추를 수술할 때 전신 마취나 척추 마취를 하지만 내시경 수술은 '국소 마취'를 한다. 수면 위 내시경처럼 수술을 하는 동안 수면을 유도하여 고통 없이 진행된다.

국소 마취된 피부를 통해 내시경을 삽입하여 병변 부위를 확대해보면서 미세 집게나 레이저로 튀어나온 디스크 조각을 제거하는 수술이다. 일반적인 디스크 절제 수술과는 달리 측후방 접근법을 사용한다. 수술 흔적이 몸의 가운데가 아닌 옆구리 쪽에 있는 이유다.

일반적인 후방 접근법은 디스크에 접근하기 위해 척추뼈의 일부에 작은 구멍을 뚫는다. 하지만 작은 내시경을 사용하는 경피적 내시경 디스크 절제술은 척추뼈의 후궁 부위를 갈아내지 않고, 뼈 사이의 추간공을 통해 내시경을 삽입하므로 주변 조직의 손상이 최소화된다. 신경을 젖히지 않고도 튀어나온 디스크에 직접 접근할 수 있기 때문에 디스크 수술 후 일반적으로 예상되는 신경 유착의 가능성이 낮다. 그러므로 안전하고 정밀한 수술로 꼽힌다.

디스크 안쪽에 레이저 기구만 삽입하여 중심부를 간접적으로 감압하던 레이저 디스크 감압술은 직접 디스크 조각을 제거할 수 없었다. 하지만 경피적 내시경 디스크 절제술은 직접 탈출된 디스크에 접근하여 조각을 제거한다.

간혹 환자들은 이 수술법을 레이저 디스크 감압술과 혼동하여 '레이저 수술'이라고 부르는데, 이러한 명칭의 혼동은 적절치 않다. 레이저는 단지 내시경의 작업 공간에 알맞은 작고 정밀한 수술 도구 중 하나에 불과하다. 즉, '레이저 기구의 도움을 받은 내시경 수술'이라고 부르는 것이 정확하다.

경피적 내시경 디스크 절제술은 절개 부위가 0.6cm 정도로 아주 작고, 국소 마취만 해도 수술이 가능하여 전신 마취가 어려운 사람도 수술을 받을 수 있다. 수술 시간은 30~45분 정도이고 수술 당일에 퇴원한다. 절개 부위가 작은 만큼 회복이 빠르고 흉터도 거의 남지 않는다. 사무직 종사자라면 수술 후 즉시 직장에 복귀할 수도 있다.

하지만 내시경이 도달하지 못하는 부위로 흘러나온 곳에 전위가 일어난 디스크 탈출증에는 실패율이 높다. 또 측후방 추간공을 통한 접근법을 사용하므로, 추간공 협착이 있거나 신경 후방에 뼈가 자라난 척추관 협착증이 동반된 디스크 탈출증에는 효용성이 떨어진다.

또한 척추 분리증, 척추 전방 전위증과 같은 디스크 탈출증과 유사한 증상을 보이지만, 척추 불안정증을 동반한 경우에도 적용할 수 없는 수술이다. 그러므로 모든 디스크 탈출증을 내시경 레이저 디스크 수술로 치료할 수는 없다. 게다가 전통적인 관혈적 수술과 달리 기술을 습득하기 어렵고, 숙련되기까지 시간이 많이 필요하다는 단점이 있다. 따라서 의사의 경험이나 수술 기술에 의해 성공률의 차이를 보이기도 한다.

② 거의 모든 디스크 탈출증을 치료하는 미세 현미경 레이저 디스크 절제술

허리 디스크 탈출증을 위한 수술로 현재 가장 많이 시행되는 방법이다. 경피적 내시경 레이저 디스크 절제술과 마찬가지로, 직접 튀어나온 디스크 조각을 제거하지만 접근 경로가 다르다는 차이점이 있다.

허리 중앙에 1~1.5cm 정도로 작게 피부를 절개하고 손가락 하나가 들어갈 만한 작은 구멍을 낸다. 척추뼈의 일부를 고속 정밀 드릴로 갈아내 창을 만든다. 그 창을 통해 노출된 신경을 젖히고, 튀어나온 디스크 조각을 미세한 레이저로 태운다. 현미경으로 수술 부위를 크게 확대해서 볼 수 있기 때문에 작은 상처로도 수술이 가능한 것이다. 병변을 정밀하게 관찰하면서 안전하게 수술할 수 있는 미세 수술이다.

내시경 수술이 단순 연성 디스크 수술에 적합한 데 비해, 이 수술법으로는 디스크 탈출증의 거의 모든 경우를 치료할 수 있다. 즉, 협착증이 동반된 경우나 디스크 조각이 멀리 흘러내려가 있는 경우에도 미세 현미경 레이저 디스크 절제술로 치료할 수 있다. 또 수술에 사용하는 레이저는 내시경 디스크 절제술에 사용하는 레이저보다 더욱 강력하기 때문에 딱딱하거나 크게 튀어나온 디스크 조각, 심지어는 골극까지도 모두 태운다.

경막외 마취 후 수술을 시행하고, 수술 시간은 30~45분 정도다. 절개 부위는 1.5cm로 내시경 레이저 디스크 절제술보다는 조금 크지만 흉터가 크게 남진 않는다. 또한 근육을 뼈로부터 벗겨내지 않고 작은 관을 삽입하여 근육을 벌림으로써 근육의 손상을 최소화한다. 수술 당일이나 다음날 퇴원이 가능하며 즉시 가벼운 일상생활을 할 수 있다. 수술 후 일주일부터는 보조기를 풀고 근력 운동을 시작하는 식으로 관리한다.

③ 척추관을 넓혀 신경 통로를 틔우는 미세 현미경 감압술

척추관 협착증은 디스크 탈출증 다음으로 흔하고 증상도 비슷한 대표적인 퇴행성 척추질환이다. 디스크의 변성과 함께 뼈와 인대 등이 자라거나 두꺼워져 신경이 지나가는 길이 좁아진 상태를 협착증

이라고 한다. 그래서 협착 부위에 따라 척추관 협착증과 추간공 협
착증으로 나눈다.

또한 선천적인 협착증과 후천적 협착증으로도 분류한다. 선천적
인 협착증은 태어날 때부터 척추관의 모든 구간이 좁은 것으로, 그
자체를 병적인 상태라고 볼 수는 없다. 하지만 선천적 척추관 협착
증이 있는 사람은 디스크 탈출증이나 후천적 협착증이 조금만 진
행되어도 아주 심한 통증을 얻을 수 있다. 반면 후천적 협착증, 다시
말해 퇴행성 척추관 협착증은 척추관 전체가 좁지 않고 일부분만
군데군데 좁아지는 증상을 보인다. 초기 상태 즉, 협착의 정도가 심
하지 않으면 보존적 치료를 하지만 정도가 심해져 증상 호전이 없
으면 좁아진 부위를 깎아 척추관을 넓혀주는 미세 현미경 감압술을
한다.

미세 현미경 감압술은 미세 현미경 디스크 절제술과 접근 방법이
나 수술 과정이 비슷하다. 피부를 절개하고, 근육에 새끼손가락 크
기의 관을 삽입하여 후궁을 노출시킨다. 그런 다음 현미경으로 병변
부위를 확대해 보면서 척추뼈(후궁 부위)와 황색인대(척추 양쪽에
위치해 척추뼈와 고리판을 연결하는 조직)의 일부를 제거한다.

미세 현미경 디스크 절제술은 척추신경이 노출되면 신경근을 젖
혀 디스크를 잘라내는데, 미세 현미경 척추관 감압술은 바로 이 디
스크 절제 단계 이전까지의 과정과 동일하다. 즉, 자라나온 뼈와 인
대를 제거하여 좁아진 척추관을 넓히는 수술이다. 물론 척추관을 넓

히는 것이 주목적이므로, 척추관 내부를 좌우 모두 원래의 크기로 넓혀준다. 증상이 비슷하므로 간혹 척추관 협착증을 디스크 탈출증으로 오해하고 내시경 디스크 절제술을 원할 때가 있는데, 척추관 협착증은 내시경 디스크 절제술로는 치료할 수 없다.

최근에는 내시경을 이용해 척추관을 넓혀주는 내시경 척추관 감압술을 시행하기도 한다. 내시경 척추관 감압술은 현미경을 이용하는 심한 척추관 협착증보다 조금 더 경한 상태일 때 권한다.

④ 불안정한 척추를 보강하고 안정시키는 연성 고정술

척추뼈가 앞쪽으로 완전히 전위되지 않고, 뒤만 벌어지거나 초기 척추 전방 전위증이 있는 경우를 척추 불안정증이라고 한다. 척추관 협착증과 유사한 증상이 생기고 척추뼈가 불안정하므로 허리나 엉치가 뻐근하게 아프다. 앉아 있다가 일어서면 요통으로 허리를 펴기 어렵다.

초기에는 통증 주사 등 보존적 치료를 시행하지만 치료에 반응하지 않으면 수술을 고려해야 한다. 하지만 중등도 이상의 전방 전위증을 치료할 때처럼 골 유합술을 시행하기는 부담스럽다. 골 유합을 필요로 할 정도로 척추가 불안정하지 않은 상태에서 유합을 통해 허리 마디의 일부를 고정하면 이로 인해 발생할지도 모르는 불편함을 감수해야 하기 때문이다. 따라서 단단하게 척추를 고정하는 골 유합술보다는 '연성 고정술'을 선호한다. 대표적 연성 고정술이

'인공 인대 성형술'이다. 적절한 신경관 감압 후 척추뼈 뒤쪽, 극돌기 사이의 인대를 보강하여 척추를 안정시키는 수술이다.

인공 인대 성형술의 장점은 골 유합술을 피할 수 있다는 점이다. 나사못 고정술에 비하여 고정 능력은 떨어지지만 조금 더 자연스러운 동작을 할 수 있고, 수술한 곳 주변의 마디에 가해지는 부하를 줄일 수 있다.

수술은 경막외 마취를 한 상태에서 진행된다. 후방 극돌기 사이의 피부를 절개하고, 근육을 견인한 뒤 척추관 협착증을 수술할 때처럼 현미경으로 보면서 신경관 감압을 시행한다. 이후 극돌기 사이에 인공 인대를 삽입해 불안정한 척추뼈를 보강해준다. 수술 후 1~2일이면 퇴원하는데, 골 유합술과 달리 일주일 뒤부터 척추의 움직임이 자유로워지고 재활 운동을 시작할 수 있다는 것이 장점이다.

하지만 유합을 피하기 위해 광범위한 감압이 불가능하므로 심한 척추강내 신경 압박이 있는 경우에는 시행할 수 없는 수술이다. 또한 치료 후 디스크 변성과 불안정증이 심해져, 척추 전방 전위증이 악화되면 결국 골 유합술을 해야 한다.

⑤ 디스크를 벌려 척추 기능을 회복시키는 인공 디스크 치환술

디스크병이 심해지면 디스크는 점차 부피가 줄어들고, 인접한 척추뼈에도 변화가 생긴다. 마침내 변성 마지막 단계에 이르면 디스크는 손상 정도가 심해 완전히 내려앉고 때로는 빈 공간을 보이는 진공 현상을 보인다. 이를 만성 디스크 변성증이라고 부른다.

만성 디스크 변성증이 되면 허리와 다리의 통증이 극심해진다. 이 때 디스크 공간을 벌려 디스크가 있던 자리에 인공 디스크를 삽입하고 전체적인 구조와 곡선, 척추의 기능을 모두 회복시키는 방법이 있다. 무릎관절 교체 수술과 같이 망가진 디스크를 완전히 제거한 뒤 인공 디스크를 그 자리에 넣어 대체해주는 수술이다. 전후좌우 균형을 맞춰 척추의 구조적인 문제를 해결할 수 있고, 동시에 디스크의 운동 기능을 정상에 가깝도록 되살려준다.

인공 디스크 치환술은 좀 더 진행된 형태의 디스크 변성증에도 시행할 수 있으나 역시 골 유합술보다 제한적인 경우에 한다. 오로지 디스크만 문제가 있는 경우로서 단일 분절에 국한된 병변으로 척추 불안정증이 없고 동반된 척추관 협착증, 후관절염, 골다공증 등 척

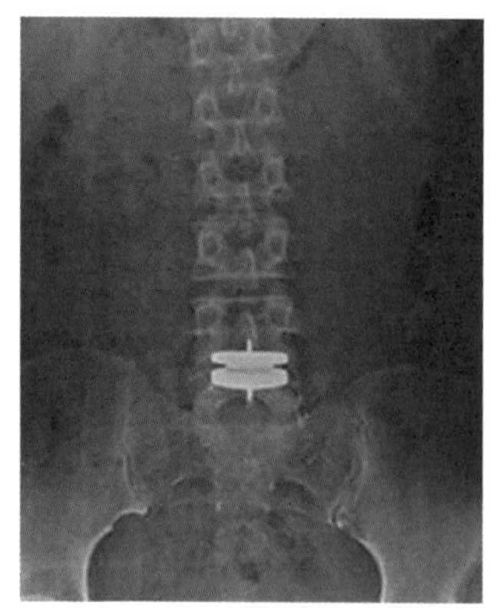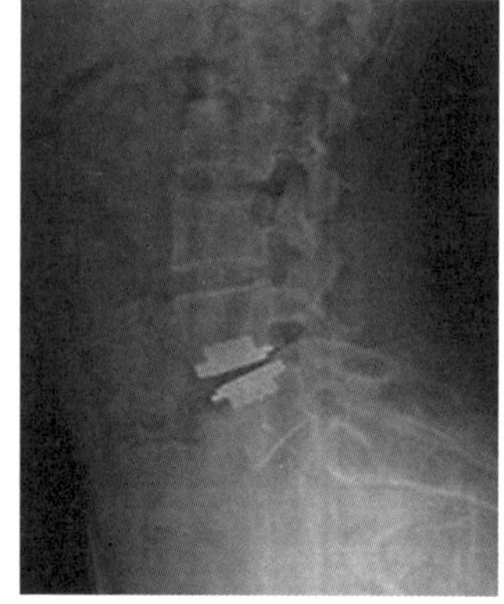

인공 디스크 치환술

추뼈에 다른 질환이 없을 때 시행할 수 있다.

인공 디스크 치환술을 하면 부피가 줄어든 디스크의 높이를 복구하고, 움직임을 보완할 수 있다. 골 유합술은 망가진 디스크의 높이를 회복하고 분절을 유합함으로써 통증을 줄이지만 해당 분절의 운동 기능이 제한되는 반면, 인공 디스크 치환술은 디스크의 운동 기능을 정상에 가깝도록 회복시켜줄 수 있는 최선의 방법이다.

다만, 접근 방법에 문제가 있다. 전체 디스크를 교체하기 위해 전방으로만 접근할 수 있기 때문에 수술을 시행하려면 복부를 절개한 뒤 복강을 통해 척추의 전방으로 접근한다. 척추 전방에는 대동맥과 복부정맥 등의 큰 혈관이 자리잡고 있어, 이를 견인한 후 수술을 진행하는데, 이때 혈관 손상의 위험이 따른다. 또한 수술 후 이 혈관들 주위에 유착이 발생하므로 재수술이나 주변 마디에 동일 접근 방법을 사용하는 수술을 하기 어렵다. 따라서 숙련된 의료진이 필요하고, 때로는 혈관외과의 도움이 필요하므로 널리 사용하기 어렵다는 단점이 있다.

⑥ 디스크가 심하게 내려앉았을 때는 골 유합술

최근 보존적 치료법도 크나큰 발전을 이루었다. 불가피하게 수술적 치료를 할 때는 되도록 작게 하고, 척추의 운동 기능을 원활하게 유지하도록 운동 분절을 고정하는 유합술은 지양한다고 이야기했다. 하지만 불가피하게 골 유합술을 시행해야 할 때가 있다.

첫째, 척추 불안정 질환이 있는 경우다. 척추 분리증이나 척추 전방 전위증, 불안정 척추 골절 등 척추의 분절이 정상 범위 이상으로 흔들리거나 이로 인한 신경 압박이 상당히 심각할 때 척추를 고정할 목적으로 시행한다.

둘째, 광범위하게 절제한 뒤 보강할 때다. 매우 심한 척추관 협착증이나 추간공 협착증 등이 있어, 신경 감압을 위해 척추뼈를 광범위하게 절제해야 하는 경우에는 골 유합술을 고려한다. 또한 수술로 인해 척추 불안정이 생길 것이 예상되는 경우에도 구조적 보강을 위해 골 유합술을 한다.

골 유합술은 접근 방법에 따라 전방 추체간 골 유합술(ALIF), 후방 추체간 골 유합술(PLIF), 미세 추간공 경유 추체간 골 유합술(mini-TLIF), 측방 추체간 골 유합술(DLIF) 등으로 나눈다. 수술마다 장단점이 다르니 환자의 상태, 병변 위치, 정도에 따라 가장 적합한 수술법을 선택해야 한다. 그중 대표적으로 시행되는 3가지 수술에 대해 살펴보자.

- **후방 추체간 골 유합술(PLIF)** 과거부터 가장 보편적으로 널리 시행하는 접근법이다. 이전에는 골 유합을 할 때 추체간을 고정하지 않고, 후측방 고정술을 시행하였다. 지금보다 더욱 광범위하게 절개했으며 근육을 분리해야 했고, 나사못을 삽입한 뒤 골반에서 채취한 자가골을 이식했다. 하지만 척추의 주변 조직에 손상이

심했고, 자가골 이식으로 인한 통증이 일어났다. 골 유합까지 장 기간이 필요하며, 유합되지 않는 확률도 높았다. 또한 디스크 내에 고정 장치가 없으므로 고정력이 낮다는 단점이 있었다.

이러한 단점을 보완하기 위해 후방 접근법(PLIF)이 개발되었다. 후측방 고정술과 같이 후방을 절개한 뒤 디스크 안에 케이지를 삽입하는 방법으로 앞선 수술의 단점을 보완하였다. 그러나 역시 후방에서 근육이 분리되고, 수술 시야가 넓어야 하므로 절개 범위가 커서 척추 근육에 손상을 입히는 등 여러 문제점이 있었다.

- **전방 추체간 골 유합술(ALIF)** 후방 추체간 골 유합술 다음으로 개발된 수술법이다. 척추 근육에 손상을 주지 않기 위해 배꼽 주변을 절개하고 복막 후강으로 접근해 척추체에 도달한다. 이후 후방에 조그만 구멍을 뚫어 나사못만 삽입함으로써 수술 형태는 후방 접근과 동일하나 척추 근육의 손상은 최소화되었다.

하지만 전신 마취를 하고 수술하며, 수술 시간이 길다는 단점이 있다. 또한 척추체 전방에 대동맥 등의 혈관이 존재하므로 동맥 경화증이 심하거나 고령의 환자에게는 위험성이 크다. 척추 전방 전위증 교정에는 탁월하지만 신경 후방 접근이 아니므로 동반된 협착증에 완벽한 대처가 이루어지지 못한다는 한계점도 있다.

- **측방 추체간 골 유합술(DLIF)** 전방 접근 시 발생하는 혈관 손상의 위험성을 줄이기 위해 사용하는 수술법. 그러나 해부학적 구조상 제5번 요추와 제1번 천추 사이에 전방 전위가 나타난 환자에게는 적용하기 어렵고, 전방 접근법과 마찬가지로 후방 병변에 대한 대처가 미흡하다.

한편 척추뼈 사이에 이식하는 이식골의 종류에 따라 자가골 이식, 케이지 이식으로 나눌 수 있다. 자가골 이식이란 환자 자신의 뼈를 신체 다른 부위(주로 장골)에서 일부 채취하여 디스크를 제거한 빈 공간에 이식하는 경우다. 케이지 이식은 인공뼈를 채운 직육각형 케이지(PEEK)를 척추뼈 사이에 이식하는 경우나. 추체간 케이지 이식을 단독으로 시행하기도 하지만 대부분 나사못 고정술을 함께 시행한다. 골 유합의 성공률을 높이고, 회복 기간을 줄이기 위해서다.

여기에 척추경 나사못 고정술을 추가할 수 있다. 척추경 나사못 고정술은 특수하게 제작된 나사못으로 유합하려는 위아래의 척추뼈를 고정함으로써 골 유합이 될 때까지 안정성을 제공하고, 골 유합의 성공률을 높인다. 골 유합이 이루어진 뒤 나사못의 기능은 없으므로 제거해도 되지만 일반적으로 별도의 수술을 다시 할 필요가 없으므로 제거하지는 않는다. 나사못을 제거하더라도 증상이 나아지는 데 도움이 되지 않고, 추가로 시행하는 나사못 제거 수술로 인해 오히려 근육이 손상되기 때문이다.

골 유합술은 단순 디스크 절제술과 비교하여 회복 기간이나 추후 관리 방법에 차이가 있다. 수술한 부위의 골 유합이 이루어지는 기간에 평균 수개월이 필요하다. 또 유합된 운동 분절이 움직이지 않는 데 따른 뻐근함 등의 통증이 지속될 수 있다.

만약 골 유합술을 하여 절개한 부위가 넓고, 근육이 박리된 범위가 크다면 척추기립근이 위축될 가능성이 크다. 유합술을 한 뒤 4~5년이 경과되면 인접한 분절에 퇴행성 변화가 진행되거나 척추 전방 전위증 등의 불안정 척추 증상이 추가로 발생될 가능성이 있으므로 꾸준히 근력을 키우는 운동을 해야 한다.

따라서 불가피하게 골 유합술을 시행한다면 유합의 범위를 최소화하고, 최소 침습적인 수술법을 선택해야 한다. 또한 수술 후 관리에도 만전을 기하는 것이 필수적이다.

⑦ 근육 손상을 최소화하는 미세 현미경 골 유합술

불가피하게 골 유합술을 시행해야 한다면 척추 근육의 손상을 최소화하는 것이 수술 후 회복을 빠르게 만들고, 인접 부위의 손상을 줄이는 데 도움이 된다. 앞서 소개한 것처럼 골 유합을 시행할 때 여러 접근법이 존재한다. 하지만 모든 수술법의 목표는 동일하다. 신경 조직을 압박하는 병변을 제거하고, 성공적으로 골 유합을 이루어 척추를 안정화시키는 것이다.

위의 두 가지 목표를 모두 충족하면서 근육 손상을 최소화할 수 있는 수술법이 '미세 현미경 골 유합술'이다. 척추의 정중앙에 큰 절개 없이, 양쪽 측후방에 2cm 정도의 작은 구멍을 낸 뒤 이 구멍을 통해 신경을 누르는 조직을 제거하고 전위된 척추뼈를 정상 위치로 돌려놓는다. 척추체 사이에는 케이지를 삽입하고, 추가적인 절개 없이 동일한 수술 부위로 나사못 고정까지 한 번에 시행하는 방법이다. 경막외 마취로 시행하고, 1시간 반 정도 수술하기 때문에 최소한의 수술이라고 할 수 있다.

앞서 설명한 기존 수술법이 가질 수 있는 단점을 모두 최소화할 수 있다는 것이 최대 장점이다. 신경 감압은 전방과 후방 모두 가능하고, 전방 전위 교정 효과도 동일하다. 즉, 후방 접근법의 장점을 그대로 가지고 있으며 근육의 손상은 전방·측방 접근법과 마찬가지로 최소화할 수 있다는 것이다. 수술 시간도 최소화되었으며, 수술 중 절개 부위에서 발생되는 출혈량도 현저히 감소되었다. 혈관이나 신경 손상의 위험성도 최소화되었으므로 피치 못해 골 유합술을 시행해야 한다면 미세 현미경 골 유합술을 선택하는 것이 최선이다.

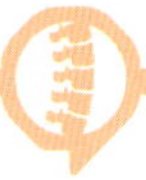

광범위한 골 유합술로 치료하는 퇴행성 척추 변형

척추가 좌우 또는 전후로 휜 상태를 척추 변형 질환이라 한다. 전방으로 허리가 굽은 병을 '퇴행성 척추 후만증'이라고 하고, 옆으로 휜 병을 '퇴행성 척추 측만증'이라고 한다. 고령의 환자에서는 두 가지 변형이 한꺼번에 나타난 복합 변형도 흔하다.

치료를 위해서는 불가피하게 수술로 구부러진 척추를 바로잡아야 하는데, 전방·후방 접근법을 동시에 사용해 변형을 교정하고, 추체간 골 유합술과 나사못 고정술을 시행한다.

그런데 골 유합술을 해야 하는 부위가 다른 어떤 질환보다 넓고 광범위해서 이주 큰 절개를 필요로 하고, 장시간의 수술과 심한 출혈 등 합병증 등의 위험성이 크다. 수술 후에도 척추의 움직임에는 상당한 제한이 있다.

따라서 아주 심한 증상을 보이지 않는다면 퇴행성 척추 후만증이나 퇴행성 척추 측만증에는 수술적 치료를 선택하기 어렵다. 유사한 질환으로 선천적 척추 기형, 척추 결핵, 척추 종양이 있다.

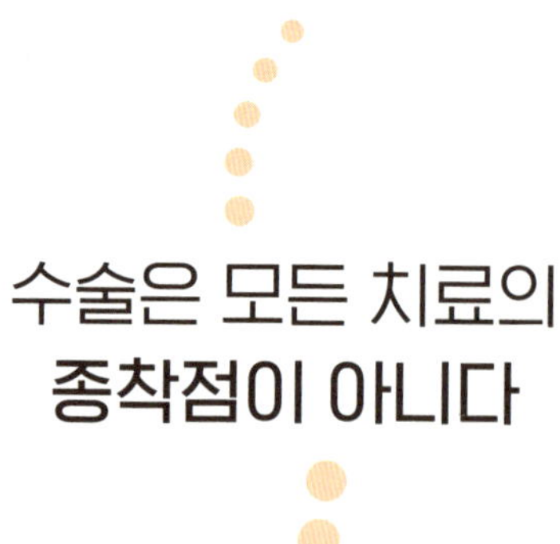

수술은 모든 치료의
종착점이 아니다

디스크 탈출증의 수술은 터져나온 디스크 조각을 제거해 신경 압박을 해소하는 데 목적이 있다. 따라서 수술 후 하지 방사통 즉, 다리로 뻗어나가는 통증은 당연히 사라진다. 하지만 수술 후에 완벽하게 정상 상태의 몸으로 돌아가고 싶어 하는 환자의 바램과 달리 몇 가지 문제점은 여전히 존재한다.

왜 수술을 받았는데
계속 아플까?

첫째, 신경을 압박하는 병변은 완벽히 제거되었지만 미세한 손상을 받은 신경은 그대로다. 수술을 받았다고 손상을 입은 신경이 완벽히 정상 신경조직으로 재생되는 것이 아니기 때문이다. 게다가 수술 후 신경조직의 주변에는 유착 등의 변화가 찾아온다.

둘째, 튀어나온 디스크 조각은 제거되었지만 한번 망가진 디스크는 재생될 수 없다. 즉, 퇴행이 생겼던 해당 디스크 내부의 문제는 그대로 존재한다. 또한 디스크가 탈출하면서 수핵이 더욱 감소되었고, 점차 퇴행은 진행된다.

이런 문제점으로 인해 수술 후에도 크고 작은 문제를 일으킬 여지를 지닌 채 살아가는 것이다. 수술로는 신경을 누르는 병변만 제거되므로 디스크 탈출로 인한 신경 손상, 신경 주변부 유착 등의 증상이 남을 수 있다. 그래서 수술 후에도 미세한 통증을 느낄 수 있고, 허리나 다리가 저리거나 무딘 증상, 운동신경에 마비가 오는 등의 증상이 나타날 수 있다. 특히 오랫동안 신경이 눌렸던 척추관 협착증 환자는 저리고 무딘 증상을 아주 길게 호소하기도 한다.

신경이 회복되는 데는 짧게는 2~3주, 길게는 수개월까지도 걸린다. 수술 전 신경이 눌린 정도, 기간 등에 따라 회복 속도와 기간이 다르고 환자의 연령에도 영향을 받는다. 수술 전에 느꼈던 근육의 위축이 지속되기도 한다.

디스크를 완벽히 정상으로 되돌리는 치료제는 없다

허리 디스크병은 치료가 끝났다고 완전히 정상 상태로 돌아오지 않는다. 수술적 치료를 받았어도 이미 망가진 디스크는 계속 약한 상태로 남는다. 디스크의 형태는 타이어와 비슷하다. 타이어는 펑크가 나면 땜질을 하고, 다시 공기를 주입해 원래 모양대로 사용할 수 있지만 디스크는 터졌던 구멍을 막을 수도, 수핵을 다시 채울 수도 없다. 인공 디스크 등 보형물을 삽입하는 수술도 마찬가지다. 본래 기능에 최대한 가깝도록 만들어주는 것이지, 완전히 정상 상태로 되돌아가도록 수술할 수 없다. 그렇기 때문에 수술을 받았더라도 다시 병원을 찾는 사람이 생길 수 있다.

환자들이 간혹 수술 후에 다리의 통증은 좋아졌는데 허리에 통증이 남아 있다며, 치료가 미진한 것은 아닌가 걱정을 하는데 위와 같은 이유 때문에 요통을 느끼는 것이다. 이미 망가진 디스크의 구조적인 문제로 생기는 '능력치의 저하'로 인해 요통이 있다고 봐야 한다. 신경을 누르던 디스크 조각을 제거했더라도 디스크는 탈출되기 이전의 변성된 상태 또는 망가진 상태 그대로이기 때문에 그로 인한 퇴행성 디스크질환의 다른 증상이 나타날 수 있는 것이다.

일단 디스크병이 있으면 치료 여부에 상관없이 디스크의 변성이 더욱 진행될 가능성이 높다. 한번 디스크병을 앓았던 사람에게서 디스크병이 재발할 확률이 건강한 사람에게서 디스크병이 생길 확률보다 높다는 말이다. 그래서 관리가 중요하다고 거듭 강조하는 것이다. 잘못 관리하면 수술 후에도 다시 디스크병이 재발되거나 더욱 악화될 수 있다.

척추에 체중이 실리면 수술 이후 한동안 괜찮다가도 무리한 일을 했을 때 간헐적 요통이 발생할 수 있다. 때로는 이전보다 요통이 더욱 심해지기도 한다. 하지만 요통을 느끼는 기간이 길어도 대부분은 차차 좋아지는 경과를 거치기 마련이다. 그러니 빨리 호전되지 않는다고 너무 걱정할 필요는 없다.

요통을 없애고, 척추를 정상적으로 만들어 병을 예방할 특별한 효과를 지닌 치료제는 없다. 따라서 저하된 척추의 기능을 보완하고 올바른 방법으로 사용해야 한다. 꾸준한 운동과 올바른 생활습관을 갖는 것이 척추 건강에 제일 큰 도움을 준다.

수술 이후에는
빨리 일상생활을 시작한다

허리 수술을 받은 사람에게 '피해야 하는 동작'은 있지만 '절대로 하지 못하는 동작'은 없다. 경우에 따라 몸을 움직이는 범위에 제한이 있고 허리 건강을 위해 피해야 하는 동작은 있지만 꾸준히 운동하고 적절히 노력하면 일상생활을 하는 데 필요한 대부분의 활동은 문제없이 수행할 수 있다는 뜻이다.

하지만 운동이 중요하다고 '일정 기간 휴직하면서 운동만 해야겠다'라고 생각하면 오산이다. 다른 일은 하지 않고, 운동만 열심히 한다고 해서 허리가 더 빨리 튼튼해지는 것은 아니다. 척추질환은 단기간 노력한다고 정상으로 회복되는 질환이 아니라고 이미 여러 차례 말한 바 있다.

가장 좋은 방법은 집안일이나 업무를 평상시대로 하면서 그에 맞는 생활습관과 올바른 자세를 익히고, 운동을 함께 수행하는 것이다. 즉, 하루 빨리 일상에 복귀하는 것이 회복 속도를 높이는 지름길이다.

대개 단순 염좌인 경우, 2주 정도 안정을 취하라고 한다. 이때 약물 치료 등 보존적 치료를 시행하면서 통증을 줄이고 무리한 일을 하지 말라는 것이지 그동안 가만히 누워만 있으라는 말이 아니다. 장시간 앉아 있는 것을 피하고 무거운 것을 들지 않는 것 등도 '안정'에 해당된다. 그래야 염증이 재발하지 않는다. 2주간 가벼운 일상생활을 하는 것은 충분히 가능하다. 일상적으로 걸어 다니고, 가벼운 일도 할 수 있다. 계단을 오르거나 걷는 정도는 누구나 할 수 있으니 말이다.

마찬가지로, 수술을 받은 경우에도 수술 방법에 따라 조금씩 다르지만 최대한 빨리 일상생활에 복귀하도록 한다. 수술 직후 급성기만 지나면 바로 일상생활로 돌아와, 무리한 업무만 지양하고 점차 활동량을 늘려나가자. 현업에 완전히 복귀하는 시기는 환자마다 다르겠지만 빠를수록 좋다. 원래의 생활 패턴에서 벗어난 기간이 길수록 복귀 시기는 늦어진다. 복귀 시기가 늦어지면 오히려 나중에 적응하기 더 힘들 수 있다. 단, 복귀할 때는 서두르지 말고 단계를 정해 차근차근 적응해가는 것이 좋다.

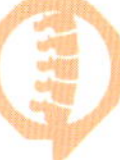

보조기는 심한 통증이 있을 때 착용한다

보조기는 초기에만 활용한다. 단순 염좌일 경우 며칠, 디스크 절제술이나 미세 현미경 척추관 감압술 등 간단한 수술을 받았다면 1주, 골유합술처럼 큰 수술일 경우에는 1개월까지 착용할 수 있다. 하지만 경우에 따라 그 기간을 조절한다. 단, 3개월 이상이 지나면 허리의 근력이 약해지므로 아주 특수한 상황이 아니라면 보조기를 오래 착용하지 않는 것이 좋다. 또한 보조기를 착용하는 동안에도 걷기 운동은 꾸준히 해야 한다.

일상으로 빨리 복귀하고, 꾸준한 운동으로 충분히 근력이 키워지면 축구나 야구, 테니스, 골프 등의 일반적 레저스포츠나 운동도 모두 할 수 있다. 하지만 이때도 잊어서는 안 되는 것이 있다. 자신의 몸 상태다. 현재 상태에 맞는 적절한 운동량과 시간, 강도 등을 고려하고 이를 위해 평소 준비를 게을리해서는 안 된다.

PART **4**

효과만점 실천법으로

통증 없는 허리를 만들어라

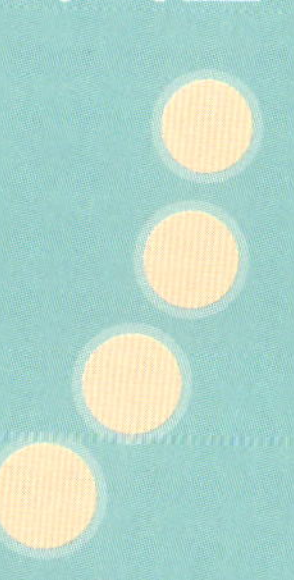

꾸준한 관리가
허리를 살린다

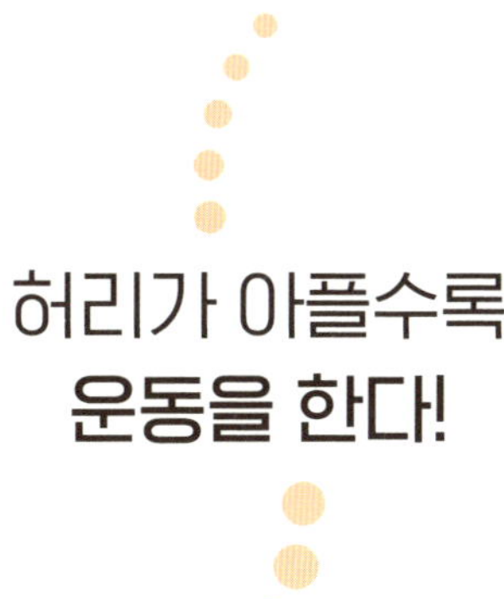

허리가 아플수록
운동을 한다!

운동은 척추질환의 모든 단계에 필수적이다. 척추질환의 예방을 위해서는 물론이고, 수술을 필요로 하지 않는 초기 상태에서는 약물 치료, 물리 치료 등의 보존적 치료로 통증을 줄인 후 운동을 시행하며, 수술 후에도 가능한 빠른 시일 안에 운동을 시작해야 한다.

따라서 척추질환을 치료하기 위하여 병원에서 시행하는 모든 치료는 결국 통증을 줄이고, 운동을 할 수 있는 상태로 만드는 것이라고도 말할 수 있다. 그만큼 운동이 중요하다는 뜻이다.

약이 되는 운동,
독이 되는 운동

내가 환자들에게 자주 하는 비유가 있다. 자전거를 타고 가다가 넘어졌다고 상상해보자. 크게 넘어지지 않아 자전거를 수리하지 않고 일으켜 세워서 다시 출발할 수 있고, 때로는 자전거의 부품을 교체하거나 큰 수리를 해야 할 때도 있다.

의사는 자전거의 상태에 맞추어 수리하고, 뒤에서 힘껏 밀어주어 출발을 돕는 조력자다. 이때 자전거를 타고 있는 사람은 밀어준 스피드를 이용해 쉽게 출발하지만 스스로 계속 페달을 밟아야 한다. 내리막을 만나 페달을 밟지 않고도 쉽게 갈 때도 있지만 오르막을 만나면 힘껏 페달을 밟아야 고개를 넘어갈 수 있다. 평지에서 너무 속도가 줄어들어 있으면 당장은 잘 느끼지 못하지만 곧이어 오르막을 만났을 때 더욱 큰 힘이 필요하고, 결국 속도가 줄어들어 넘어져버린다. 두 번, 세 번 넘어지면서 자전거는 점점 망가지고, 망가진 이후에는 아무리 수리를 잘 하더라도 제 기능을 못하게 된다. 환자는 자전거를 타고 가는 사람이다. 의사가 아무리 잘 치료해도 생활습관을 고치지 않고 운동을 게을리하면 재차 치료를 해야 하고, 점점 척추의 기능은 나빠질 것이다.

운동도 마찬가지다. 각자의 상태에 맞는 운동법이나 운동량을 제대로 알고 해야 한다. 잘못된 방법으로 운동을 하거나 운동량이 지나치게 많으면 오히려 독이 될 수도 있다. 운동하는 게 좋다고 생각해서 많이 한다고 결과가 무조건 좋지는 않다. 겉보기에 아주 건강해 보이는 운동선수를 떠올려보자. 그들은 몸의 한계점을 넘나드는 운동을 지속적으로, 반복적으로 수행한다. 운동선수들에게 운동은 '몸에 좋은 활동'이 아니라 '노동'에 불과하다. 늘 부상의 위험이 뒤따르고, 퇴행성 변화가 빨리 진행되는 경우도 많다.

따라서 몸의 상태, 병의 정도, 연령이나 성별을 고려해서 적절하게 운동하는 것이 중요하다. 허리병을 앓는 사람이라면 자신의 병 상태를 근거로 삼아 전문 기관에서 제시하는 운동을 꾸준히 지속하는 것이 바람직하다.

허리병이 있는 사람은
어떻게 운동해야 할까?

경미한 상태라도 퇴행성 변화가 생긴 뼈나 디스크는 다시 원상태로 되돌릴 수 없다. 불행히도 현재까지는 퇴행이 진행된 조직을 건강한 정상 조직으로 되돌릴 방법이 없다는 뜻이다. 그렇다면 환자들은 계속 이러한 고통을 안고 평생을 살아가야 하는 것일까? 냉정히 말하면 그 말도 틀린 말은 아니다. 하지만 다행히도 망가진 척추를 가지고도 정상인에 가깝게, 통증을 느끼지 않으며 살아갈 수 있다. 다만 정확히 자신의 상태를 알고 적절한 치료를 병행하면서, 알맞은 생활 습관을 유지하고 근육을 키운다는 전제 조건이 선행되어야 한다.

허리병을 치료한 이후 증상이 없어졌어도 퇴행이 진행된 척추의 기능은 정상인보다 못할 수밖에 없다. 통증을 느끼는 한계점도 낮아지고 나이가 들수록 더 쉽게, 더 빠른 속도로 퇴행이 진행된다. 따라서 정상인에 비해 훨씬 작은 부하에도 통증을 느낄 수 있고, 이런 일들이 반복되면 병은 점점 더 깊어갈 것이다. 이런 상황을 막을 만한 특효 처방은 없을까?

첫 번째 처방은 '회피법'이다. 소극적인 방어법으로 자신의 척추 상태를 정확히 알고 그 한계점을 넘지 않도록 주의하는 것이다. 즉, 무슨 동작을 하든 항상 올바른 자세를 취하고, 한계점을 넘지 않는 일만 하며 생활하는 방법이다. 일반적으로 환자들이 "아무 일도 못 하겠다"라고 하는 것과 일맥상통한다.

문제점은 세월이 갈수록 퇴행이 점차 진행되고, 근력은 자연적으로 소실되어 척추의 능력치가 계속 감소하는 것이다. 따라서 아무리 조심하며 척추를 써도 몇 년이 지나면 다시 통증이 반복되고, 수행할 수 있는 일의 범위가 줄어든다. 올바른 자세와 생활습관을 기르는 것은 바람직하지만 그것으로 만족하면 안 되는 이유이기도 하다.

두 번째, 처방은 '적극적 대응'이다. 망가진 척추를 사용할 때 주변 근육의 역할이 지대하다. 올바른 자세를 유지하기 위해서도 근육이 튼튼해야 하고 지구력이 있어야 하며, 자신이 원하는 직업을 택하거나 취미를 즐기기 위해서는 더더욱 근육의 힘이 중요하다. 안타깝게도 나이가 들수록 근력이 줄어든다. 척추질환이 운 좋게 더 악화되지 않더라도 점차 증상은 심해진다. 따라서 1차적으로는 현재의 근력을 유지하고, 나아가 근력을 강화하는 노력이 아주 중요하다.

허리병을 가진 사람은 병이 없는 사람이 정상적인 활동을 하는 데 필요한 것보다 더욱 많은 척추 주변 근육의 힘을 필요로 한다. 하지만 허리병 환자는 오히려 정상인보다 부족한 근력을 가지고 있는 경우가 대부분이다. 통증으로 인해 운동을 못하거나 아플까봐 활동 범위를 스스로 줄이고 회피하기 때문이다. 그러면 더욱 근력이 줄어든다. 약해진 근육으로 인해 작은 부하에도 통증을 느끼고, 다시 행동 범위를 감소시키는 악순환이 반복되는 것이다. 이렇게 자신도 모르는 사이 허리가 점점 더 약해진다.

따라서 통증이 있다고 운동하는 일을 무조건 회피하는 것은 바람직하지 않다. 근력을 기르는 적절한 노력이 필요한 이유다.

꾸준한 근력 운동이 허리를 되살린다

시술이나 수술 후 증상이 호전된 환자들은 또다시 통증이 생기거나 악화되는 경우를 두려워한다. 특히 자신의 직업이 허리에 부담이 많이 가는 상황에는 더욱 걱정을 한다. 그래서 어떻게 해야 하는지 해결책을 자주 묻는다.

여름만 되면 물난리가 나는 지역에 사는 사람을 떠올려보자. 운이 좋으면 큰 비가 오지 않고 여름을 날 수 있지만 평소보다 조금만 더 비가 쏟아져도 여지없이 피해를 당한다. 그때마다 임시방편으로 복구해서 고비를 넘기지만 해를 거듭할수록 피해는 누적되고 점차 피폐해질 것이다. 최선의 방법은 다른 지역으로 이사를 가는 것이다. 하지만 대부분 여의치 않다. 생활 터전을 버리고 다른 지역으로 갈 수 없기 때문이다. 그렇다면 어떻게 대처해야 할까?

바로 예상되는 홍수를 예방할 방책을 철저하게 세우는 방식으로 대처해야 한다. 미리 배수구를 뚫어두고, 다른 지역에 비해 축대를 높이 쌓고, 물길을 충분히 열어두는 등의 대비책을 마련하는 것이다. 장기적으로 생각하면 주변의 산에 나무를 많이 심고, 수량을 조절할 수 있는 댐을 건설해야 한다.

환자들의 고민을 이 상황에 대입해보자. 장기적으로 자신의 업무를 무리 없이 수행하도록 꾸준히 허리 근력을 길러준다면 불가항력적인 큰 부하가 오지 않는 한 지혜롭게 위기를 넘길 수 있을 것이다.

문제는 꾸준함이다. 오래 담배를 피워온 사람이 금연하지 못하는 것처럼 나쁜 자세와 습관을 고치기란 쉽지 않다. 치료 직후에는 신경 써서 관리를 하다가도 서너 달 후에는 원래의 자세, 습관대로 돌아가는 경우가 대부분이다. 그렇게 척추 건강을 잊고 지내는 사이, 척추는 약해지고 병이 다시 진행된다.

특히 허리 근력 운동은 꾸준히 하기가 참 어렵다. 항상 해야 된다는 생각을 하면서도 시간을 정해놓고 꾸준히 근력 운동을 하는 것은 말처럼 쉽지 않다. 하지만 꾸준한 근력 운동 외에는 척추질환을 예방하고 관리할 뾰족한 방법이 없다는 점을 명심하자.

벼락치기 운동은
금물!

과유불급이라고 했다. 근력을 키우기 위해 급작스럽게 강도 높은 운동을 하는 일은 좋지 않다. 특히 허리 근력을 키우겠다고 갑자기 허리를 직접 사용하는 운동을 심하게 하면 근육이 튼튼해지기 전에 척추가 망가질 것이다. 또한 평소에 운동을 하지 않다가 밀린 숙제를 해치우듯 한꺼번에 몰아서 운동을 하는 일도 허리에 좋지 않다.

일주일 내내 사무실에 앉아 허리를 혹사시키다가 주말에 4~5시간씩 산행하는 것을 자랑 삼아 이야기하는 사람이 있는데, 이는 휴식이 필요한 척추를 다시 힘든 노동의 장으로 몰아넣는 꼴이다. 그보다는 매일 조금씩, 꾸준히 하는 것이 제대로 된 운동이다.

또 자신의 척추 상태를 정확히 모르고 다른 사람이 하는 운동을 무작정 따라 하는 일도 좋지 않다. 현재 자신의 척추 상태를 제대로 파악한 뒤 근육의 힘에 맞는 운동을 골라서 해야 한다.

허리병은 증상이 서서히 나타나기 때문에 자신이 지금 허리병 환자인지도 모르고 건강하다고 믿는 사람들이 의외로 많다. 이런 경우, 정상인의 운동을 그대로 따라 하다가 추가적인 부상을 입는 상황도 허다하다. 그러므로 운동을 시작하기 전 자신의 상태부터 제대로 점검해봐야 할 것이다.

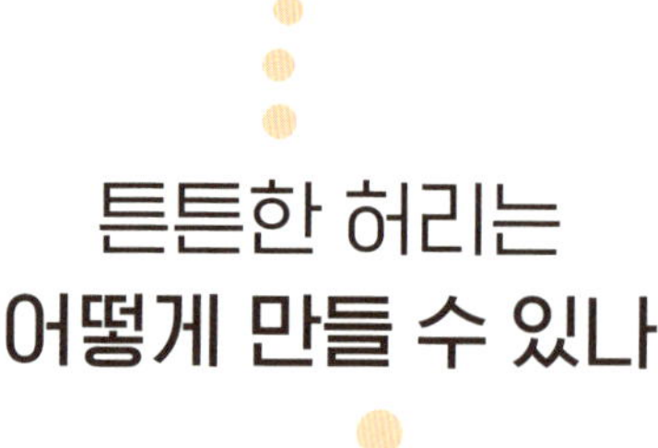

튼튼한 허리는
어떻게 만들 수 있나

척추의 역할은 크게 두 가지 측면에서 얘기할 수 있다. 하나는 구조적인 측면이고 다른 하나는 기능적인 측면이다.

척추는 건물의 기둥과 같은 역할을 하는데, 몸통의 중심을 잡아주고 올바른 자세를 유지하게 돕는다. 그리고 뇌로부터 온몸으로 신경을 연결하는 고속도로와 같은 통로 역할을 한다. 이러한 구조적 역할이 제대로 되지 않으면 몸이 한쪽으로 기울고, 신경이 압박되어 통증이 나타난다. 심한 경우에는 감각·운동신경의 마비 증상을 일으키게 된다.

한편 척추는 정적인 구조물로써의 역할뿐 아니라 사지의 관절과 같이 몸통을 구부리고, 젖히고, 비트는 기능적인 역할도 하는데, 이 또한 아주 중요하다.

척추 주변의 근육은 척추의 이 두 가지 역할을 가능하도록 해주는 실행 기관이다. 따라서 척추 주변의 근육을 길러야 원하는 대로 몸을 움직일 수 있고, 통증과 같은 불편한 증상 없이 살 수 있다.

척추를 붙잡아주는
근육의 역할

척추의 두 가지 역할 중에서도 일상생활과 밀접한 기능적 측면에 작용하는 척추 주변의 근육에 대해 더욱 자세히 살펴보자. 척추 주변 근육의 힘이 강해야 허리와 척추의 건강도 제대로 지킬 수 있기 때문이다.

척추 주변 근육의 첫 번째 기능은 자세 유지다. 척추를 둘러싼 근육들은 수축·이완을 적절히 조절하여 중립, 굴곡, 신전, 회전 등의 기울어진 자세를 유지한다. 물론 중립적인 자세 즉, 척추를 곧게 만든 자세일 때가 가장 근육의 힘이 적게 들고, 척추 골격에 전달되는 압력의 양도 적다. 하지만 굴곡이나 신전, 회전 상태의 자세를 취하려면 근육에 평소보다 많은 힘이 필요하다. 그래서 비뚤어진 자세를 오래 유지하기 위해서는 근지구력이 필요한 것이다. 비중립적인 자세 즉, 흐트러진 자세를 취하면 우선 근육통이 오고, 이런 습관이 지속되면 끝내 척추의 구조가 망가진다.

두 번째 기능은 동작 수행과 관련이 있다. 위에서 설명한 정적인 자세를 유지하는 기능 외에도 척추 주변의 근육은 동적(動的) 기능을 한다. 일시적 또는 반복적인 동작을 할 때는 근력이 필요하다. 자세에 따라 순간적으로 척추에 가해지는 하중이 체중의 몇 배에 달하게 된다. 이때 척추를 지탱할 만한 근력이 없으면 척추에 직접적인 손상을 주고 요통을 일으킨다. 심한 경우에는 디스크가 파열되거나 수핵이 빠져나오기도 한다.

따라서 척추의 기능을 정상적으로 유지하기 위해서는 척추를 지탱하고 붙들어주는 척추 주변의 근육을 강화하는 것이 무엇보다 중요하다. 평소 척추를 둘러싼 근육의 힘을 키우는 노력을 해야 하는 이유다.

허리는 아낄수록
약해진다

척추, 정확히 말해 허리의 힘을 키우는 운동을 해야 하는 시기는 정해져 있을까? 아니다. 운동은 특정 시기에만 하는 것이 아니다. 병이 없는 사람도 척추질환을 예방하기 위해 반드시 운동을 해야 하고, 가벼운 치료를 받은 사람이나 간단한 수술을 받은 사람, 큰 수술을 받은 사람 등 너나 할 것 없이 모두 근력 운동을 해야 한다. 특히 척추질환이 있어 치료를 받았다면 통증이 줄어든 뒤 가능한 빠른 시일 내에 운동을 시작하는 것이 좋다.

과거에는 허리가 아프면 제일 먼저 절대 안정을 취하게 했다. 수술 후에도 상당 기간 일상적인 활동을 제한하고, 통증이 줄어들 때까지 환자를 침상에 눕혀놓는 경우가 많았다. 심지어 식사도 서서 하도록 권하고, 수개월간 보조기를 착용한 채 생활하면서 허리의 움직임을 최소화하도록 지시했다. 안정을 취하면 당장에는 허리가 덜 아프다. 하지만 마냥 누워만 있을 수는 없다. 오래 누워 있으면 통증은 줄어드는 반면, 허리 근력이 급격히 약해지기 때문이다.

허리 근육은 너무 많이 사용하면 망가진다. 그러나 허리를 아끼겠다고 사용하지 않으면 근력이 감소하고 근육이 위축된다. 근력은 키우기는 힘든 데 반해, 잃는 것은 너무나 한순간이다. 게다가 한번 위축된 근육을 원래 상태로 회복시키기는 몹시 어렵다. 운동선수들이 부상이나 수술 후 복귀가 어렵거나 힘들게 복귀하더라도 예전의 기량을 되찾지 못하는 이유 중 하나가 치료 기간이 오래 지속되면서 근력을 원래대로 회복하지 못하기 때문이다.

허리가 아플 때는 가급적 빠른 시일 내에 통증을 줄인 뒤 곧바로 운동을 시작해야 한다. 그래야 허리가 약해지는 일을 막을 수 있다. 통증이 있으면 제대로 된 운동을 할 수 없으므로, 올바른 진단을 받은 후 적절한 치료를 우선적으로 시행하는 것이다. 운동은 신경을 누르는 병변을 직접적으로 치료하는 방법은 아니지만 적절한 치료 후 병변이 생겼던 부위에 가해지는 충격을 완화하고 기능을 보완하여 다시 통증을 느끼지 않고 활동할 수 있도록 도와준다.

간혹 운동만으로 증상이 치유되었다는 경우가 있는데, 이는 병행된 치료를 받은 뒤 호전된 허리의 상태가 적절히 유지되는 것이라고 이해하면 되겠다. 따라서 가능한 범위 내에서 최소한의 치료를 시행해, 환자를 재활 운동이 가능한 상태로 최대한 빨리 만들어주는 것이 의사의 역할이다.

통증을 모르는
강한 허리 만들기 실천편

앞서 말한 대로 척추질환의 예방과 치료, 관리에 있어서 운동은 필수적이다. 하지만 적절한 운동을 꾸준히 해야 한다. 허리가 아픈 경험이 있는 사람이라면 누구나 "운동이 중요하대"라는 이야기를 듣는다. "무슨 운동이 허리에 좋다더라" 하는 말도 많다. 하지만 미흡한 정도로 운동하거나 반대로 너무 고강도로 운동을 하다가 허리병 이외에 또 다른 문제가 발생하기도 한다. 쉽게 말해 '허리를 강하게 만드는 좋은 운동'과 '허리를 망치는 나쁜 운동'이 있고, 이 두 가지 운동을 구분해서 시행해야 한다는 말이다.

운동에도
밸런스가 중요하다

운동을 분류하는 방법은 여러 가지가 있지만 내가 환자들에게 설명할 때는 크게 3가지 카테고리로 나누어 이야기한다. 유연성 운동과 유산소 운동 그리고 근력 운동이다.

척추는 유연성이 떨어지면 움직일 수 있는 범위가 줄어들고, 특정 동작을 수행할 때 지나치게 힘이 들어가며 불필요한 부하를 받게 되므로 반드시 유연성이 길러져야 한다. 또한 기본적으로 온몸의 밸런스를 맞추고 근육에 산소를 공급하는 유산소 운동이 필요하다. 마지막으로 근력 운동은 앞서 강조한 올바른 자세와 함께 척추가 동작을 수행할 때 안정성을 제공하고 직접적으로 작용하는 부하를 줄여주기 위해 필수적이다.

3가지 카테고리의 운동은 함께 해야 최대의 효과를 기대할 수 있다. 자신의 허리 상태를 따져본 뒤 어떤 운동이 가장 필요한지 고려해 중요도에 따라 운동 시간을 배분해보자.

① 유연성 운동

우리가 일반적으로 모든 운동을 하기 전 시행하는 스트레칭이 대표적인 유연성 운동이다. 동일한 동작을 반복함으로써 경직된 근육을 풀어주고 인대와 뼈의 접합부, 관절의 가동성을 높여 몸을 움직일 때 입을 수 있는 외상의 위험성을 줄여준다. 평소 뻣뻣하게 굳어 있는 근육은 통증을 유발하고, 결국 척추가 받는 압력을 증가시켜 퇴행을 촉진한다. 따라서 스트레칭만 자주 해도 척추질환의 조기 증상을 줄이고 만성 통증을 예방하는 효과를 얻을 수 있다.

단, 척추질환을 가진 환자들이 스트레칭을 할 때는 주의해야 할 사항이 있다. 척추의 가동 범위 즉, 척추가 움직일 수 있는 범위는 사람마다 다르다. 특히 허리병을 앓는 환자들은 디스크의 기능이 저하되거나 일부 디스크의 부피가 줄어들어 있는 상태다. 전혀 움직이지 않는 마디가 존재할 수도 있다. 따라서 스트레칭을 할 때 과도한 범위의 동작을 무리하게 한다면 오히려 척추에 독이 된다.

스트레칭을 할 때는 처음 시작 단계에서 가볍게 몸을 움직이고, 적당히 몸이 데워지면 조금씩 척추가 움직이는 범위를 넓혀간다. 단번에 범위를 늘리는 성급한 동작을 하지 말고, 단계적으로 1~2주 단위로 척추가 움직이는 범위를 넓히는 것이 바람직하다. 또한 동작의 마지막 부분에서 한 번 더 반동을 주는 동작은 갑작스럽게 척추에 가해지는 압력을 높여, 급성 염좌나 심한 경우 디스크 탈출의 원인을 제공하기도 하므로 피한다.

학교를 다닐 때 체육 시간에 하던 '국민체조'의 동작을 떠올려보자. 국민체조도 스트레칭이라고 말할 수 있는데, 당시의 시대 상황 때문에 지나치게 딱딱하고 절도 있는 동작으로 구성되어 있다. 마치 군인들이 하는 도수체조처럼 소개되었다. 이처럼 경직된 동작은 고령의 환자나 척추질환을 가진 사람에게는 해가 될 수 있다. 중국의

공원에서 흔히 보는 '태극권' 동작처럼 서서히 원을 그리듯 움직이는 유연한 동작이 척추 건강에는 더욱 바람직하다.

천천히 시행하는 국민체조 외에도 요가 등이 유연성 운동으로 분류된다. 어떤 동작을 시행하든 자신의 상태에 맞게, 알맞은 범위 내에서 동작을 수행하길 바란다.

• 쭉쭉 늘려 척추를 편다

1. 고양이 등 만들기 (10회)

① 무릎을 꿇은 다음 양손을 바닥에 대고 엎드린다.

② 고개를 들고, 배꼽을 끌어내린다는 느낌으로 허리와 등의 근육을 아래로 밀어 허리를 잘록하게 만든다. 5초간 자세를 유지한다.

2. 엎드려서 등 뒤로 젖히기 (10회)

① 배를 대고 엎드린 다음 팔꿈치가 어깨 위치에 놓이도록 팔을 굽힌다.

② 고개를 들며 천천히 팔을 펴서 팔꿈치가 바닥에서 떨어지지 않을 정도로 등을 뒤로 젖힌다. 5초간 자세를 유지한다.

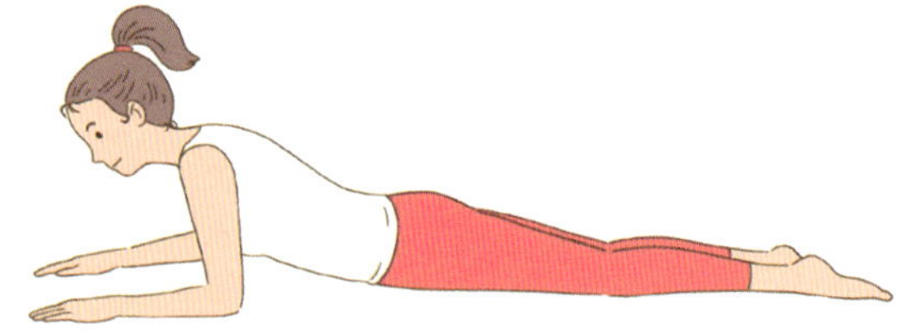

3. 한쪽 무릎 당기기 (10회)

① 머리에 베개를 받치고 반듯이 눕는다. 양쪽 무릎을 굽혀 세운다.

② 양손을 깍지 낀 다음 한쪽 무릎을 잡는다. 팔에 힘을 주며 무릎이 배에 닿을 때까지 당긴다. 5초간 자세를 유지한 뒤 처음 자세로 돌아와 반대쪽도 같은 방법으로 실시한다.

4. 양쪽 무릎 당기기 (10회)

① 머리에 베개를 받치고 반듯이 눕는다. 양쪽 무릎을 굽혀 세운다.

② 양손을 깍지 낀 다음 양쪽 무릎을 모두 잡는다. 팔에 힘을 주며 무릎이 배에 닿을 때까지 당긴다. 5초간 자세를 유지한다.

5. 막대기로 허리 곧게 펴기 (10회)

① 등 뒤에서 긴 막대기 위아래를 양손으로 잡고, 등과 허리를 반듯하게 편다.

② 상체를 숙여 가능한 만큼까지 등을 구부린다. 5초간 자세를 유지한다.

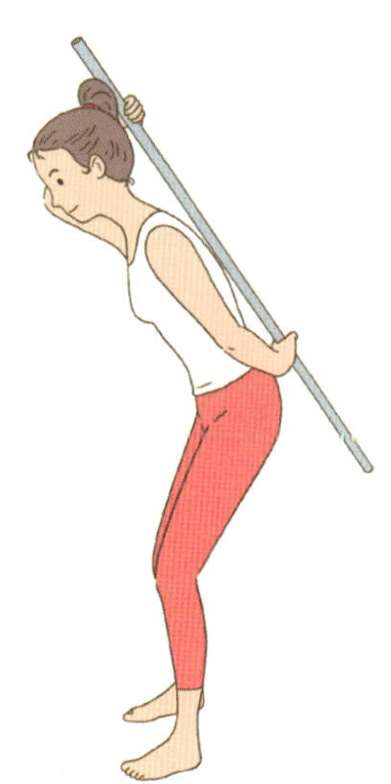

6. 무릎 구부려 닿기 (10회)

① 낮은 받침대를 두고 한 걸음 떨어진 위치에 선다. 양손을 허리에 대고, 시선은 정면을 바라본 다음 허리를 반듯이 편다.

② 한쪽 발을 앞으로 한 걸음 내딛고, 다른 쪽 다리는 뒤로 뻗어 받침대 위에 발끝을 댄다.

③ 양쪽 무릎이 90도가 될 때까지 다리를 굽힌다. 5초간 자세를 유지한 뒤 처음 자세로 돌아와 발을 바꿔 같은 방법으로 실시한다.

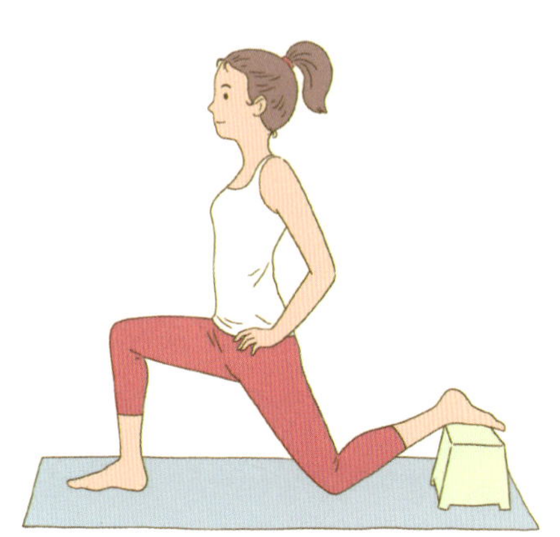

② 유산소 운동

허리 통증이 있는 사람은 대부분 걷기 운동을 한다. 허리가 아프다고 하면 주변에서 흔히 "걷는 것이 허리에 가장 좋대"라는 말을 하기 때문이다. 그래서 무작정 많이 걷는다는 사람이 있다. 또는 수영을 10년 이상 했다거나 여성 환자들은 아쿠아로빅을 몇 년째 계속하기도 한다. 그럼에도 허리 통증이 좀처럼 사라지지 않는다. '누구는 수영장을 다녔더니 허리가 좋아졌다는데, 나는 왜 좋아지지 않을까' 고민한다. 무슨 운동을 해야 할지 혼란스러운 것이다.

급성 통증이 발생되었거나 시술·수술을 받은 직후에는 앞서 말한 것처럼 최대한 빨리 운동을 시작하는 것이 좋다. 하지만 아직 남아 있는 통증으로 인해 제대로 된 운동을 시행하기란 무리다. 따라서 허리의 상태를 봐가며 걷기부터 시작하고, 때로는 물속에서 하는 체조인 아쿠아로빅, 수영 등의 운동을 한다. 그런 다음 걷기나 물속에서 하는 운동에 몸이 적응하면 점차 운동량과 강도를 높여가고, 일상생활을 하는 데 필요한 근력을 기르도록 한다.

문제는 대부분의 사람들이 저강도의 운동만 지속적으로 하고 있다는 것에 있다. 또는 허리나 다리의 힘을 기르겠다고 무작정 많이 걷는 데 주력하기도 한다. 유산소 운동은 심폐 기능을 증진시키고, 온몸의 밸런스를 잡아주는 필수적이고 기본적인 운동이다. 척추가 안 좋은 사람에게 기본 운동으로 추천되는 이유이기도 하다. 하지만 유산소 운동만으로 척추를 튼튼하게 만들 수 없다. 유산소 운동만 해서 모든 척추질환이나 통증을 예방할 수 없다는 사실도 알아야 한다. 유연성 운동과 근력 운동을 함께 조화롭게 시행했을 때 유산소 운동의 장점을 최대한 살릴 수 있다는 점을 기억하자.

걷기, 등산, 수영, 자전거 타기 등을 유산소 운동으로 분류할 수 있다. 근력을 높이는 효과가 기대되는 정도까지 유산소 운동의 강도를 높이면 오히려 허리의 통증이 더욱 심해지거나 무릎, 발목 등의 관절에 무리가 갈 수 있으므로 주의를 기울여야 한다.

③ 근력 운동

척추 건강에 가장 중요한 근력 운동에 대해 알아보자. 척추질환의 치료에서 계속 하는 이야기가 척추 주변의 근육을 보존하고 지속적으로 강화해, 척추질환을 예방하고 이미 나타난 척추질환의 진행이나 악화를 막자는 것이다. 척추질환을 가진 환자들도 정상인과 다름없이 일상생활이나 직장생활을 하고, 여가 시간에 스포츠도 즐기며 통증 없는 노후를 살아갈 수 있다. 그러기 위해서는 척추의 근력을 강화하는 것만이 해답이다.

근력 운동은 크게 일상생활 중 쉽게 할 수 있는 맨몸 운동과 기구 운동으로 나눈다. 각각 장단점이 있으므로, 자신의 상태나 능력을 잘 살펴본 후 시행해야 한다.

우선 맨몸 운동에 대해 알아보자. 요즘 홈트(홈 트레이닝)가 유행하고 있다. 집에서도 별다른 기구 없이 간단히 할 수 있고, 시간의 제약이나 비용 부담이 없다는 장점이 있다. 또한 주변 시선에 신경 쓰지 않고 자신만의 스타일로 운동하고 싶어 하는 트렌드와도 잘 맞는다.

하지만 자신의 몸 상태를 잘 모르는 상태에서, 특히 잠재적인 질환을 가진 사람이 홈트를 하다 보면 부정확한 운동 동작을 반복하거나 척추에 순간적으로 압력이 많이 가해지는 동작을 할 수도 있다. 그래서 증상이 악화되는 상황을 맞이한다.

체중을 이용하는 맨몸 운동은 몸에 가해지는 압력의 정도를 정량화하거나 세분화할 수 없으므로, 환자들의 재활 운동으로 하기에는 위험성이 따른다. 효과 면에서도 한계가 있는데, 집에서 책이나 그림을 보고 따라 하는 운동으로는 척추를 단단히 붙잡아줄 만큼 충분한 근력을 기르기 힘든 것도 사실이다.

따라서 처음 운동을 시작할 때는 정량적인 기구 운동을 통해 기초 근력을 기르고, 근육의 힘을 지속적으로 유지하기 위해 홈트와 같이 혼자 하는 운동을 해야 제 효과를 발휘할 것이다.

기구 운동은 쉽게 말해 집 주변의 헬스클럽에 가서 운동하는 것처럼 도구를 사용해 근력을 신체 부위에 따라 정량적으로 점차 길러 가는 운동이다. 각 부위 근육을 단계적으로 낮은 무게의 도구를 들며 운동해서 차츰 힘을 길러가는 안전한 방법이다.

하지만 번거롭게 헬스클럽을 찾아가야 하고, 비용의 부담도 있다. 또한 어느 정도 연령대가 있는 사람들은 젊은 사람들이 운동하는 곳인 헬스클럽에 갈 때 부담감을 느끼기도 하고, 기구 운동에 대한 두려움으로 기피하기도 한다. 그러나 집에서 하는 맨몸 운동만으로 척추 주변의 근육을 효과적으로 단련하기 어렵다.

따라서 전문 의료인의 지도를 받아서 자신의 몸 상태에 알맞은 적절한 근력 운동이 무엇인지 파악하고, 집 근처의 헬스클럽에 가서 기구 운동을 하는 것이 가장 효과적이고 안전한 근력 강화 방법임을 기억하자.

• **복근과 신전근의 힘을 키운다**

1. 윗몸일으키기 (10회씩 3세트)

① 바닥에 등을 대고 반듯이 눕는다. 양쪽 무릎을 굽혀 세우고, 양손을 교차해

가슴에 모은다.

② 등이 바닥에서 살짝 떨어질 정도로만 상체를 들고, 5초간 자세를 유지한다.

2. 누워서 자전거 타기 (15회)

① 바닥에 등을 대고 반듯이 눕는다. 양쪽 무릎을 굽혀 세우고, 양손은 그대로

내려 바닥을 짚는다.

② 양쪽 다리를 들어올려 자전거 페달을 밟는 듯한 동작을 5초간 반복한다.

3. 누워서 엉덩이 들기 (10회)

① 바닥에 등을 대고 반듯이 눕는다. 양쪽 무릎을 굽혀 세우고, 양손은 그대로

내려 바닥을 짚는다.

② 엉덩이를 살짝 들어올리고, 5초간 자세를 유지한다. 처음 자세로 돌아와 반

대쪽도 같은 방법으로 실시한다.

4. 엎드려서 다리 들기 (10회)

① 무릎을 꿇은 다음 양손을 바닥에 대고 엎드린다.

② 한쪽 다리를 곧게 펴서 들고, 5초간 자세를 유지한다. 이때 다리는 교대로

들어올리며, 반대쪽 팔을 동시에 들어도 좋다.

5. 엎드려서 윗몸일으키기 (5~10회)

① 배를 대고 엎드린 다음 양손이 어깨 위치에 놓이도록 팔을 굽힌다.

② 팔을 곧게 펴서 상체를 일으킨 다음 5초간 자세를 유지한다.

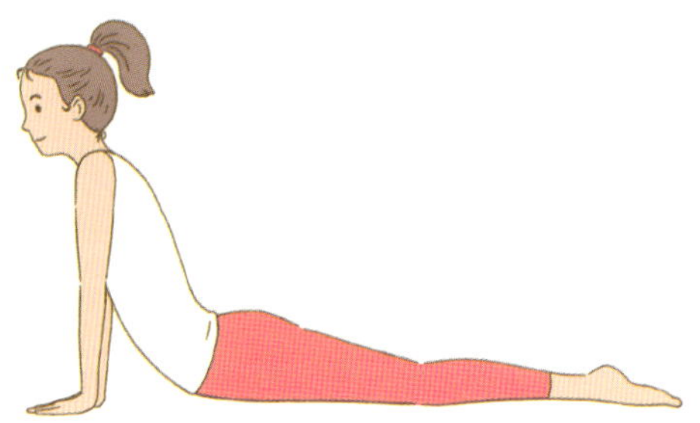

6. 벽에 기대며 내려오기 (10회)

① 벽에서 20~30cm 떨어진 곳에 서서 다리는 어깨너비로 벌린다. 등과 허리를 벽에 붙인다.

② 허벅지와 종아리가 45도가 될 때까지 천천히 무릎을 굽힌다. 5초간 자세를 유지한다.

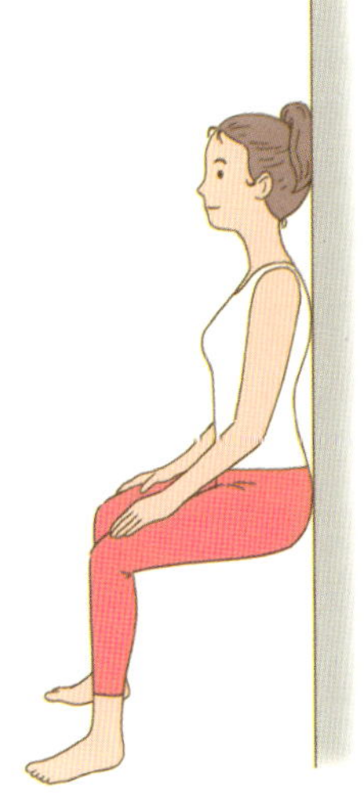

허리를 강화하는 최고의 운동 비율!
2:3:5의 법칙

나는 처음 운동을 시작하는 사람들에게 1시간 정도 운동하기를 권한다. 구체적으로 어떤 종류의 운동을 얼마만큼 해야 하는지 안내할 때는 다음과 같이 시간을 배분해 지침을 준다. 유연성 운동과 유산소 운동, 근력 운동을 하는 시간 비율을 2:3:5로 정하는 것이다. 즉, 워밍업을 겸해서 스트레칭 같은 유연성 운동을 10분 시행한다. 이후 러닝머신에서 15분 동안 걷기 운동을 하고, 5분간 휴식한 뒤 30분 동안 근력 운동을 시행하는 것이 좋다.

스트레칭은 부드러운 동작으로 척추의 가동 범위를 서서히 늘려간다. 처음부터 완전한 가동 범위까지 스트레칭하려고 시도하지 말고 일주일 단위로 가동 범위를 서서히 늘린다. 또 척추에 급격한 압력이 가해지게 만드는 '딱딱하게 끊어서 하는 동작', '마지막에 반동을 주는 동작'은 피한다. 10분 정도의 스트레칭만으로도 약간 땀이 나는 운동을 한 것 같은 효과를 얻을 수 있고, 인대나 근육의 내부 온도가 올라가 운동 도중에 발생할 수 있는 외상의 위험성을 낮춘다. 또한 척추와 전신의 관절 유연성이 늘어나 일상생활을 할 때 취하는 동작의 압력을 줄여준다.

대표적인 유산소 운동인 걷기는 자세에 신경을 쓰면서 천천히 시행한다. 몸의 앞쪽과 옆쪽의 거울을 보면서 등을 펴고 팔을 적당히 흔들며 걷는다. 등을 펴서 목과 허리가 일직선이 되도록 하고, 보폭이 너무 좁아지지 않게 신경 쓰며 자연스럽고 자신감 있게 걷는 연습을 한다. 이후 숙련되면 점차 걷는 시간과 속도를 늘릴 수 있으나, '양보다는 질'에 신경을 쓰는 것이 좋다.

근력 운동의 경우 처음에는 주로 허리를 직접 쓰지 않고 하는 '등 근육' 단련을 위주로 한다. 팔로 기구를 잡아당겨 내리거나 목 앞쪽에서 몸 쪽으로 기구를 당기는 동작이 대표적이다. 이때 팔의 힘을 써서 기구를 당기지 말고, 등 근육이 수축되도록 등에 힘을 준 채 운동한다. 낮은 무게부터 시작해 점진적으로 기구의 중량을 늘린다. 근육을 수축할 때보다 이완할 때 동작을 조금 더 천천히 시행해, 등 근육의 지구력을 높이도록 한다. 움츠러든 가슴이 펴지고, 등 근육이 발달되면 자연스레 자세가 바르게 변하고 목과 허리가 반듯하게 펴진다. 이런 운동을 충분히 연습해 등 근육이 생기면 올바른 자세를 취하는 데 무리가 없고 편해진다.

그다음에는 허리를 굽혔다 펴는 운동, 허리를 비트는 운동을 한다. 직접 허리를 써서 움직이는 동작은 통증을 유발할 위험성이 있으므로, 낮은 무게의 기구를 드는 것부터 시작하고 서서히 중량을 높인다.

운동 시간을 늘릴 때는 유연성 운동과 유산소 운동, 근력 운동의 전체 비율을 지키면서 점진적으로 늘려가도록 한다. 운동을 많이 한다고 해서 좋은 것만은 아니라는 사실을 명심하자. 운동 일기를 쓰는 것도 몸 상태를 살피는 데 도움이 된다.

유연성 운동 : 유산소 운동 : 근력 운동 = 2 : 3 : 5

척추질환을 앓는 환자에게 가장 중요한 것은 '등 근육'이다. 따라서 모든 운동 중에서 근력 운동, 특히 등 근육을 강화시키는 운동을 우선적으로 시행해야 한다. 그러나 대부분의 사람들의 운동은 단순한 스트레칭, 수영, 아쿠아로빅 같은 유연성 운동이나 유산소 운동에 치우쳐 있다. 그러나 운동은 질병의 회복 단계에 접어들었을 때 처음에는 미음을 먹고 점차 죽과 밥, 고기를 섭취해 영양소의 균형을 맞추고 자신에게 진정으로 필요한 영양분 섭취를 늘려가듯이 해야 한다.

만약 질환을 정확히 치료하지 않고, 통증이 생기지 않을 만

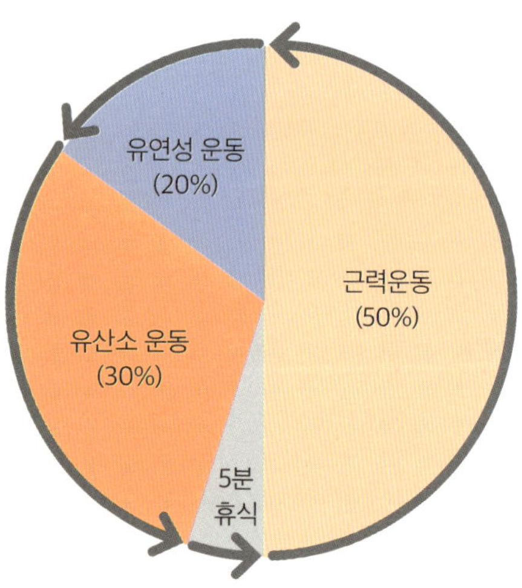

큼의 저부하 즉, 저강도의 운동만 계속 한다면 당장은 통증을
못 느끼겠지만 조금이라도 부하가 증가되는 상황에서는 통증
을 느끼게 될 것이다. 일상생활이나 직장생활에 지장이 없을
정도, 원하는 스포츠나 레저활동을 할 수 있을 정도의 근력을
키우기 위해서는 헬스클럽을 찾아 유연성 운동과 유산소 운동,
근력 운동을 2:3:5 비율로 하여 운동하는 것이 좋다.

1시간 운동할 때	운동 종류	운동 시간
1. 유연성 운동	스트레칭(워밍업)	10분
2. 유산소 운동	러닝머신 걷기	15분
휴식 5분		
3. 근력 운동	기구를 사용해 등 근육 단련하기	30분

1. 유연성 운동

유연성 운동은 스트레칭처럼 부드러운 동작으로 10분긴 한
다. 요가나 국민체조 등을 해도 좋다. 지나치게 절도 있는 동작
으로 운동하거나 처음부터 척추와 관절이 움직일 수 있는 가동
범위의 한계치까지 스트레칭하지 않는다. 특히 급격히 척추에
부하를 가하는 딱딱 끊어서 하는 동작, 마지막에 반동을 주는

동작은 절대 하지 않는다. 일주일 단위로 가동 범위를 천천히 늘려가는 방식으로 유연성 운동을 하면 된다.

2. 유산소 운동

대표적인 유산소 운동인 '걷기'. 몸이 바른 자세를 취하고 있는지 신경 쓰면서 걸으면 된다. 등을 곧게 펴고 팔을 앞뒤로 적당히 흔들며 천천히 움직이는 것이 '올바른 걷기 자세'다. 등을 펴야 목과 허리가 일직선이 되고, 척추가 완만한 S자 곡선을 유지할 수 있다는 점을 기억하자. 또한 걸을 때 보폭을 너무 넓거나 좁게 걷지 않고, 힘 있고 자연스럽게 걷는 연습을 한다.

바른 자세를 유지하며 전신의 근육을 골고루 단련할 수 있도록 걷기 운동을 하다가, 점차 바르게 걷는 것에 익숙해지면 걷는 시간을 늘리거나 속도를 높여 걸으면 된다. 그러나 아무리 많이 걷고, 빠르게 걷더라도 제대로 걷지 않으면 척추 건강에 도움이 되지 않는다는 사실을 명심하자.

3. 근력 운동

앞서 말했듯이, 척추질환을 앓는 사람에게 가장 필요한 등 근육 운동을 한다. 그중에서도 '허리를 직접 사용하지 않는 등 근육' 운동을 먼저 시행해야 한다.

근력 운동은 집에서 홈트(홈 트레이닝)와 같은 맨몸 운동을 하기보다는 헬스클럽에 있는 기구 운동을 하는 게 좋다. 팔로 기구를 잡아당겨 내리거나 기구를 들고 목 앞쪽에서부터 몸 쪽으로 당기는 동작을 추천한다. 이때 주의해야 할 점은 팔 근육의 힘을 써서 기구를 당기지 말고, 등 근육이 수축되도록 힘을 주며 운동해야 한다는 점이다.

기구의 중량은 낮은 무게부터 든다. 점차 등 근육의 힘이 강화되는 과정에 따라 중량을 늘리며 운동한다. 등 근육에 힘을 줄 때보다 힘을 풀어낼 때 동작을 천천히 시행하면 근지구력이 높아진다. 등 근육을 강화해 앞으로 움츠러진 가슴을 펴야 상체의 자세가 전체적으로 바르게 변하고, 거북이처럼 앞으로 튀어나온 목과 굽은 허리가 펴진다.

등 근육 강화 운동에 충분히 적응한 다음에는 기구를 들고 허리를 굽혔다 펴는 동작과 허리를 비트는 동작을 시행하며 허리 근육도 단련한다. 단, 허리를 직접 사용하는 운동은 오히려 요통이 찾아올 수 있으므로 가벼운 무게의 기구로 운동하며 서서히 기구의 무게를 늘려간다. 이후 허리를 직접 쓰는 운동, 다리 근육 강화 운동, 복근 강화 운동 순으로 근력 운동의 범위를 넓혀나가는 것이 좋다.

나쁜 자세를 바로잡아야
척추가 살아난다

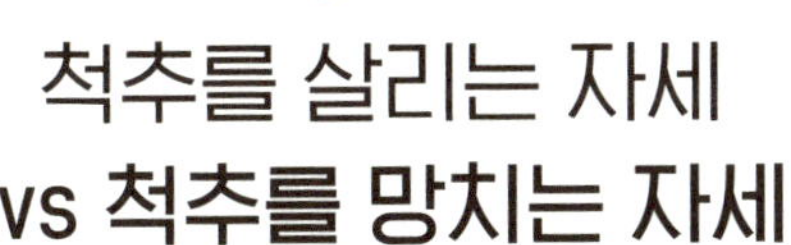

척추를 살리는 자세
vs 척추를 망치는 자세

좋지 못한 자세로 생활하는 대부분의 사람들은 자신의 자세가 올바르지 않다는 것을 느끼지 못한다. 잘못된 자세가 이미 뇌에 기억되어 있기 때문에 몸에 익숙한 자세를 편하다고 느낀다.

그러나 우리 몸에 통증이 나타날 때에는 정도의 차이는 있지만 이미 병이 생긴 것이다. '세 살 버릇이 여든까지 간다'는 속담처럼 어릴 때부터 나쁜 자세를 멀리하고, 올바른 자세와 좋은 생활습관을 가져야 건강한 척추를 평생 유지할 수 있다.

바른 자세가
척추의 수명을 결정한다

바른 자세란 정면에서 볼 때 머리가 항상 몸통과 골반의 중심선에 놓인 자세다. 척추가 몸의 한가운데에 위치하고 곧게 펴져 있어야 하며 머리에서부터 몸통, 골반을 지나 발까지 직선을 이루어야 한다. 또한 신체가 휘거나 구부러진 곳 없이 좌우대칭이 맞아야 바른 자세라고 할 수 있다.

자세가 바른지 확인하는 방법을 알아보자. 전신 거울을 볼 때 양쪽 미간으로부터 아래로 가상의 수직선을 긋는다. 수직선이 코와 턱, 가슴의 중앙을 통과하고 다시 몸통의 중심부를 지나 골반의 중앙을 통과하여 좌우대칭을 이루는지 살펴본다.

측면에서 봤을 때는 머리의 중심이 몸통의 중심에 놓여야 한다. 외이도, 즉 귓구멍을 머리의 중심부로 본다. 따라서 귓구멍으로부터 아래로 수직선을 그었을 때 어깨와 고관절, 무릎, 발목의 중심을 통과하는 일직선이 곧게 그어져야 한다. 만약 머리와 몸통이 일직선상에 놓이지 않았다면 척추가 구부정한 상태다.

서 있을 때뿐 아니라 일상생활을 하며 취하는 움직임에 따라 '바른 자세'가 각기 다르다. 다음의 상황에 따라 어떤 자세가 올바른지, 척추 건강에 좋은지 함께 살펴보자.

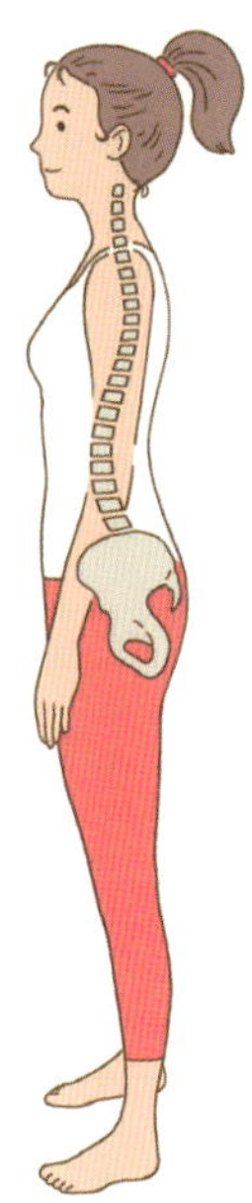

서 있을 때의 바른 자세

목은 전만(앞쪽 커브), 등은 후만(뒤쪽 커브),
허리는 다시 전만(앞쪽 커브), 엉덩이는 다시
후만(뒤쪽 커브)을 그린다. 이렇게 이루어진
두 개의 S자 곡선은 곡률이 지나치게 심해도
문제지만 편편해도 문제가 생긴다.

① 누울 때 : 척추의 S자 곡선을 생각하라

- 누워 있을 때도 몸이 가지고 있는 본래 곡선에 맞는 자세를 취해야 한다.

- 딱딱한 바닥에 이불을 깔고 자는 것은 좋지 않다. 척추의 곡선이 편편해지므로 요통이 생긴다.

- 푹신한 소파에 누워 자는 일도 나쁜 자세를 취하게 만든다. 등과 엉덩이의 만곡으로 인해 소파가 눌리면 허리의 만곡이 본래의 전만이 아닌 정반대의 후만 상태로 바뀌기 때문에 요통을 일으킨다.

- 침대에 바르게 누워 자는 것이 좋다. 좋은 침대는 매트리스가 각각의 독립된 스프링을 가지고 있어, 누웠을 때 신체의 각 곡선을 잘 살려줄 수 있다.

- 부득이하게 바닥에서 잠을 자야 한다면 이불을 두껍게 깔고, 척추 본래의 S자 곡선을 잘 유지할 수 있도록 한다.

- 딱딱한 바닥에 누운 상태에서 다리를 곧게 펴면 허리의 곡선이 없어진다. 바로 누워서 잘 때는 무릎 밑에 베개를 받친다.

- 베개는 너무 높지 않은 것을 고른다. 목 앞쪽의 커브 즉, 전만 구조를 그대로 살려줄 수 있는 높이가 적당하다. 베개는 머리 뒤에 대는 것이 아니다. 목 뒤에 받치는 목 베개를 사용한다.

- 옆으로 누워서 잘 때는 적당한 높이의 베개를 받쳐, 목이 꺾이지 않도록 신경 쓴다. 무릎과 무릎 사이에 베개를 끼워 골반 너비와 양쪽 무릎의 높이를 맞춰주는 것이 좋다.

- 엎드려 자는 것은 금물이다. 목이 옆으로 돌아가거나 꺾이게 되므로, 목에 무리를 주고 등과 허리의 곡선이 편편해진다.

② 의자에 앉을 때 : 몸의 전후좌우 대칭을 생각하라

- 정면에서 몸을 볼 때 몸의 중심을 잇는 선이 직선이고, 좌우대칭을 이루어야 한다.

- 귓구멍과 어깨, 몸통, 골반의 중심이 일직선상에 놓이도록 바르게 앉는다.

- 바닥에 앉거나 쪼그리고 앉는 일은 가급적 피한다. 바닥에 앉으려면 벽에 등을 기대고 앉는다. 이때 바닥에 앉는 시간은 가능한 짧아야 한다.

- 의자에 앉을 때는 항상 엉덩이를 등받이에 바짝 붙이고 허리를 곧게 편다. 몸을 10도가량 뒤로 젖혀 엉덩이부터 어깨가 끝나는 지점까지 즉, 등 전체가 등받이에 밀착되게 앉는다.

- 너무 깊어서 엉덩이가 등받이에 닿지 않는 의자나 앞뒤 폭이 좁은 의자는 척추 건강에 좋지 않다.

- 가급적 팔걸이가 있는 의자를 선택한다. 일어나거나 앉을 때 팔걸이에 몸을 지지하며 움직인다.

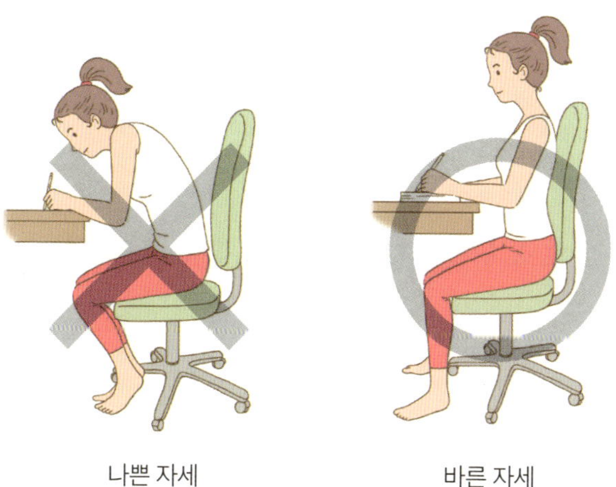

책상에 앉을 때 나쁜 자세와 바른 자세

책상과 의자 사이가 너무 떨어지지 않도록 바짝 붙어 앉는다. 엉덩이를 의자 안쪽에 깊숙이 넣고, 허리와 등은 등받이에 붙인다.

- 의자 끝에 걸터앉는 자세는 지양한다.

- 높낮이가 조절되는 의자가 척추 건강에 좋다. 의자의 높이는 무릎이 골반보다 약간 높도록 설정한다. 의자가 너무 높으면 바닥에 발받침을 두어 무릎을 엉치보다 약간 높게 두고 앉는다.

- 너무 높은 의자나 낮은 책상은 좋지 않다.

- 책상 앞에 앉을 때는 책상과 몸의 거리를 최대한 가깝게 해서 앉은 뒤 허리를 의자 등받이에 기대고 가슴을 편다. 책상이 몸에서 멀리 떨어져 있으면 몸을 앞쪽으로 굽혀야 하므로 허리에 무리를 준다.

- 책상은 팔꿈치 높이보다 5cm 정도 높은 것을 선택한다.

③ 걸을 때 : 좌우대칭을 생각하라

- 머리는 똑바로 들고 턱은 가슴 쪽으로 당긴다. 배는 집어넣고 엉덩이 근육에 힘을 준다.

- 몸을 앞으로 숙이거나 가슴을 지나치게 내미는 자세는 피한다.

- 무릎을 굽히며 걷는다.

- 쿠션이 좋고 굽이 낮은 신발을 신는다.

- 신발의 크기는 약간 넉넉한 것이 좋다.

- 하이힐은 허리에 부담을 준다. 특히 굽이 10cm 이상인 하이힐은 절대 신지 않는다.

④ 그 밖의 동작을 할 때 : 허리에 지나치게 힘이 들어간 것은 아닌지 생각하라

- 아침에 일어나기 전 침대에서 간단한 체조로 몸을 풀어준다.

- 침대에서 갑자기 몸을 일으키지 않는다. 몸을 옆으로 돌려 상체를 일으키면서 다리를 침대 밑으로 내리며 일어선다.

- 같은 자세를 오랫동안 취하지 않는다.

- 오래 허리를 굽히는 동작을 할 때는 무릎을 구부리는 게 좋다.

- 오랜 시간 서서 일할 때는 발받침에 한쪽 발을 교대로 올려 허리에 가해지는 부담을 줄인다.

- 세면대 앞에서 양치질을 할 때도 허리를 굽히지 않는다. 이 동작이 힘들면 발받침을 사용한 채 양치질을 한다.

- 운전을 할 때는 운전대에 가까이 앉고, 무릎을 엉치보다 조금 높게 둔다. 허리는 등받이에 밀착시키고, 등 뒤에 쿠션을 대는 것도 좋다.

- 아기를 돌볼 때는 안는 것보다 업는 것이 허리에 부담이 덜 간다는 것을 기억하자.

- 무거운 물건을 들 때 허리를 굽혀서 들지 않는다. 무릎을 굽힌 뒤 물건을 몸에 바짝 붙여 다리의 힘을 이용해 들어올린다.

- 무거운 물건을 가슴이나 어깨 높이까지 들어올리지 않는다.

- 무거운 물건은 운반할 때는 끌어당기지 말고 밀어야 허리에 무리가 덜 간다.

- 몸을 좌우로 돌릴 때는 어깨부터 엉치까지 곧게 편 채 몸통만

그대로 돌린다.

- 높은 곳에 있는 물건을 내릴 때는 받침대를 놓고 올라간 뒤 물건 가까이에 서서 내린다.

- 혼자 들기 힘든 물건을 억지로 들지 말고, 다른 사람과 함께 든다. 부득이하게 무거운 물건을 혼자 들어야 하는 경우에는 몸에 최대한 가까이 붙여서 물건을 든다.

- 머리를 감을 때는 서서 샤워하듯이 씻는 게 좋다. 허리를 구부린 채 머리를 감는 동작은 허리에 큰 부담을 주므로 피한다.

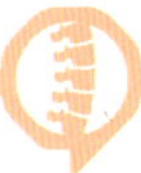

늘 바른 자세를 유지하며 살 수는 없다!

일상적인 동작 중 허리에 무리를 주지 않는 바른 자세가 있다는 것을 알고, 되도록 바른 자세를 취해야 한다는 것도 알지만 한 자세를 오랫동안 지속적으로 유지하는 일은 쉽지 않다. 따라서 근지구력을 키우기 위한 운동을 꾸준히 실시하고, 자주 자세를 바꿔주는 편이 오히려 척추 건강에 좋다.

간혹 부득이하게 나쁜 자세를 취할 때도 있다. 이때는 나쁜 자세를 취하는 시간이 길어지지 않도록 주의하고, 이후 적절한 휴식을 취해 혹사당한 척추를 쉬게 한다.

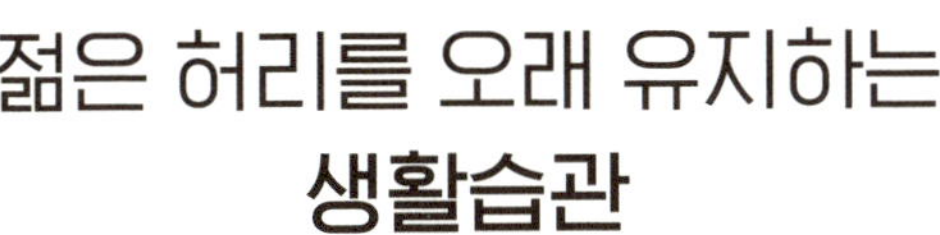

젊은 허리를 오래 유지하는
생활습관

어떤 경우든 허리가 단번에 망가지는 일은 없다. 허리병은 서서히 진행되기 때문에 평소 통증이 없다고 해서 함부로 사용하는 것은 어리석은 짓이다. 상당히 병이 진행된 경우에도 그동안 아무런 증상을 못 느끼고 지내는 사람도 많고, 설혹 증상이 있더라도 경미하다고 심각하게 생각하지 않는 사람도 흔하다. 병원을 찾아 검사도 안 해보고는 괜찮다고 여기는 것이다.

허리가 정상적인 상태에서 망가져 증상을 일으키는 단계가 될 때까지는 크게 눈에 띄는 증상이 없다. 간헐적으로 통증이 생겨도 초기 단계에서는 쉽게 증상이 완화되기도 한다. 그렇기 때문에 평소 허리에 제대로 신경을 쓰지 않으면 나이에 비해 빠른 퇴행성 변화가 찾아오기도 하고, 지나치게 허리를 혹사해 허리병을 얻게 된다. 쉽게 말해 허리가 빨리 늙어 제 기능을 못하기 때문에 병을 얻는다는 말이다.

척추는 '적당히'를 좋아한다

척추를 혹사시키던 사람이 척추질환을 진단받고 나면 "그럼 아무 것도 못하겠네!"라고 말하는 경우가 많다. 참으로 극단적인 대응이다. 물론 조심해서 나쁠 것은 없겠지만 아무 일도 할 수 없다고 지레짐작해서는 안 된다. 척추를 너무 사용하지 않아도 근육이 퇴화하여 결국 척추가 망가지기 때문이다.

따라서 올바른 방법으로, 적극적으로 사용해야 하고 적절한 사용법을 익혀 예상치 못하게 허리가 망가지는 일이 없도록 평소에 대비해야 한다. 그러기 위해 앞서 수없이 강조했듯, 바른 자세와 좋은 생활습관, 운동이 필수적이다.

생활 속 모든 동작에는 허리에 손상을 덜 주는 올바른 자세와 습관이 있다. 단 한 번의 흐트러짐 없이, 100% 완벽하게 좋은 습관을 유지할 수는 없겠지만 가능한 바른 습관을 가지려 노력해야 한다. 그래야 어쩌다 한 번, 자세가 흐트러져도 금방 다시 바른 자세로 돌아온다.

운동은 자신의 척추에 따라 적절한 것을 선택한다. 나이나 체력에 따라 허리를 사용하는 빈도와 강도, 행동 범위를 정해 정확하게 운동을 시행한다. 척추 상태를 고려하지 않은 운동은 독이 될 수 있다. 허리의 능력치를 잘 모른다면 병원을 찾아 정확히 진단받고, 시행해야 할 운동의 정확한 가이드라인을 제시받는 것도 좋은 방법이다. 이후 꾸준히 규칙적으로 운동해야 함은 물론이다. 정해진 시간 동안 정해진 양의 운동을 하는 것이 중요하다. 불규칙적으로 한꺼번에 밀린 양을 채운다면 운동의 효과를 얻기보다는 척추에 더 큰 부담을 준다. 근력을 키우는 데는 시간과 에너지가 많이 소모되고 힘들다. 그러나 운동을 하다가 그만두면 또 쉽게 근력이 약해진다. '평생 한다'는 생각으로 꾸준히 운동을 하자.

체중을 적정하게 유지하는 일도 중요하다. 몸무게를 지탱하는 것 자체가 척추의 주된 역할이기 때문에 과체중은 척추에 매우 큰 부담으로 작용한다. 단, 체중을 줄이기 위해 무조건 굶지 않는다. 지나친 다이어트는 체중이 줄기 전에 근육량부터 줄어들게 만든다. 따라서 골고루 영양분을 섭취하고, 이를 바탕으로 운동을 시행해 적정한 체중을 유지하도록 신경 써야 한다.

흡연은 당장 그만둔다. 담배는 척추 건강에 무척 해롭다. 흔히들 담배의 여러 가지 내과적 문제점은 알지만 척추 건강에도 좋지 않다는 사실은 잘 모른다. 흡연은 디스크의 변성을 촉진할 뿐만 아니라 수술을 받은 후에 뼈가 붙는 데에도 악영향을 미친다. 건강한 허리, 즉 튼튼하고 강한 '젊은 허리'를 오래 유지하고 싶다면 반드시 담배를 끊는다.

PART 5

허리의 불균형이

목질환으로 번져간다

척추로 연결된
목과 허리

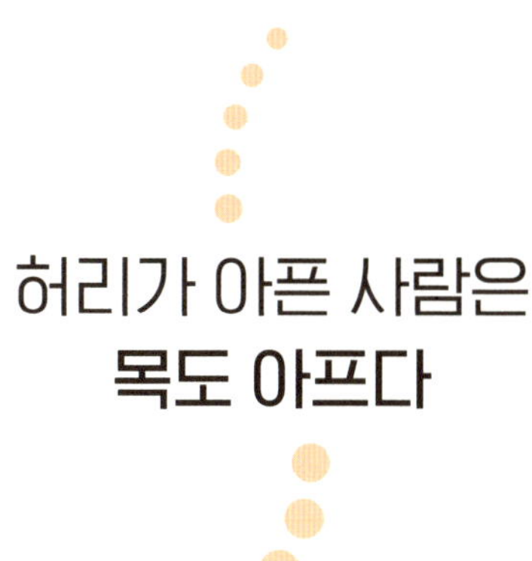

허리가 아픈 사람은 목도 아프다

디스크병은 허리에만 나타나는 것이 아니다. 척추는 목에서부터 허리까지 똑같은 구조로 이루어져 있기 때문에 등이나 목에도 디스크병이 있다. 다만, 발병률이 허리 디스크병보다 낮을 뿐이다.

허리의 자세가 좋지 않으면 목이나 등의 자세도 좋을 수 없다. 따라서 허리에 탈이 나면 목이나 등도 자연스럽게 약해지기 마련이다. 간혹 허리 수술을 받은 뒤에 연이어 목 수술까지 받는 환자도 있다. 최근 들어 급증하고 있는 목질환에 관해 알아보자.

10명 중 9명이 경험하는
목 통증

목은 허리나 등에 비해 더 쉽게 통증을 일으켜, 증상이 나타나는 초기부터 주의를 기울일 수 있다. 그래서 증상이 병으로 발전하는 빈도는 허리보다는 낮다.

하지만 최근 목이 아파 찾아오는 환자가 늘었다. 사회가 점차 발달해가고 생활 패턴이 변화하면서 나타나는 현상이라고도 이야기할 수 있다. 점점 앉아서 일하는 시간이 길어지고, 스마트폰이나 컴퓨터 모니터를 보면서 일하는 것이 보편화되면서 직장인들 대부분이 목의 통증을 경험하게 된다.

단순한 근육통 외에 적극적인 치료를 필요로 하는 경추부 척추질환은 역시 디스크에 생기는 병이다. 목에서 발생하는 디스크병에는 무엇이 있을까? 디스크 조각이 튀어나와 신경을 누르는 목 디스크 탈출증, 신경이 지나는 통로가 좁아지는 척추관 또는 추간공 협착증, 척추관 안의 인대가 뼈처럼 변해 신경을 누르는 후종인대 골화증 등이 있다.

목질환은 허리질환과 형태와 종류는 비슷하지만 증상이 나타나는 부위가 넓다. 어깨나 팔에 국한되지 않고 통증이나 이상 증상이 몸통과 하지까지 침범한다. 그만큼 목에 손상을 입었을 때 영향을 끼치는 부위가 광범위하고 심각하다는 것이다.

게다가 목 디스크질환을 치료할 때는 허리 디스크질환을 치료할 때와 다소 차이가 있다. 요추부 즉, 허리 디스크질환의 수술은 대개 부분 절제를 기본으로 한다. 허리는 디스크 전체를 제거하는 경우가 흔하지 않은데 반해, 경추부 즉, 목은 디스크 전체를 제거한 뒤 유합하거나 치환하는 수술이 대다수다. 따라서 치료를 받은 뒤 목의 움직임에 제한이 있을 가능성이 크다. 또한 중추신경에 해당되는 척수신경에 손상을 입는 경우, 수술 후에도 증상이 호전되지 않거나 심각한 후유증이 남을 수도 있다. 그렇기 때문에 목에 발생하는 병에 대해 먼저 정확히 알고 예방하기 위해 힘쓰며, 치료를 제대로 받는 것이 중요하다.

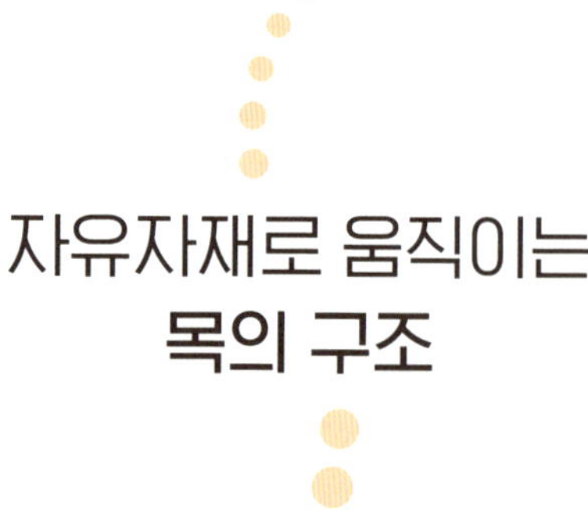

자유자재로 움직이는
목의 구조

목(경추)은 7개의 뼈로 이루어져 있다. 그리고 각각의 뼈 사이에 디스크가 위치한다. 목 디스크는 허리 디스크와 크기만 다를 뿐 구조는 같다. 중심부에 말랑말랑한 젤리 같은 탄성을 가진 나무의 나이테 모양의 수핵이 있고, 그 주변을 섬유테가 감싸고 있다.

목 디스크는 머리를 받쳐주는 목의 역할을 제대로 할 수 있도록 돕는다. 충격을 흡수하며 고개를 숙이거나 뒤로 젖히는 동작뿐 아니라 회전하는 등의 광범위한 동작을 가능하게 해주는 역할을 한다.

뇌와 밀접하게 연결된 중요 부위, 경추

목을 회전할 때 제1번 경추와 제2번 경추가 중요한 역할을 수행한다. 도너츠 모양의 제1번 경추는 '환추'라고 부르는데 두개골 즉, 머리뼈를 떠받친다. 그 형상이 마치 그리스 신화에 나오는 지구를 어깨에 짊어진 거인 아틀라스와 같다고 하여 '아틀라스(atlas)'라는 명칭으로 불리기도 한다. 앞뒤로 이동이 가능하여, 머리를 유연하게 숙이고 젖힐 수 있고 목뼈 중에서 유일하게 디스크병이 나타나지 않는 부위다.

두 번째 목뼈인 제2번 경추는 송곳니처럼 생긴 축을 가지고 있어서 '액시스(axis)'라는 별칭으로도 부른다. 이 축을 중심으로 머리를 좌우로 회전할 수 있다.

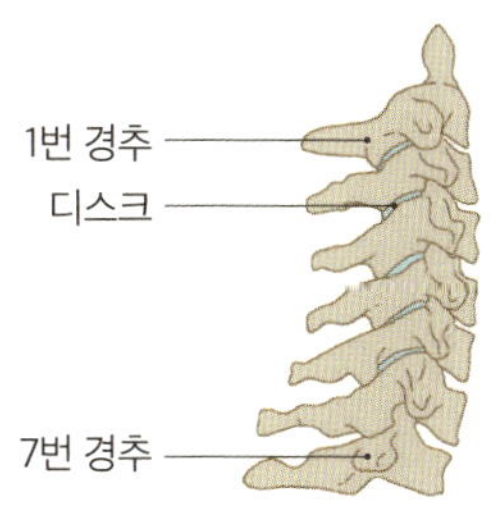

목뼈의 구조

목은 7개의 뼈로 이루어져 있고 위로부터 순서대로 제1번 경추에서 제7번 경추로 불린다.

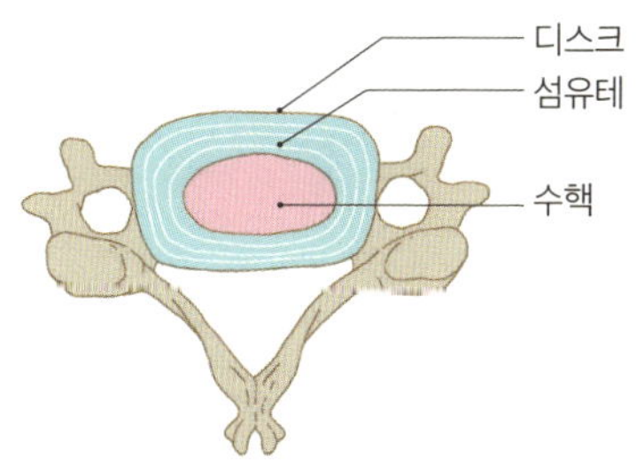

가로로 자른 목뼈 단면

뼈와 뼈 사이에는 디스크가 있고, 중심부의 수핵을 섬유테가 둘러싸고 있다.

세 번째 목뼈부터 일곱 번째 목뼈는 형태나 기능이 유사하다. 목을 전후좌우로 굽히게 해준다. 흉추나 요추와는 달리 추골동맥이 경추 사이의 터널을 지나가면서 심장에서 뿜어져나온 혈액을 뇌로 공급한다. 추골동맥이 손상되면 치명적인 뇌 손상을 일으킬 수 있는데, 제3번~제7번 경추가 추골동맥을 보호하는 역할을 맡는다.

경추 구간을 통과하는 척수신경은 뇌와 바로 인접한 중추신경계로, 뇌로부터 신체 각 부위에 신경 명령을 전달하고 몸의 각 부위로부터 얻은 정보를 뇌로 전달한다.

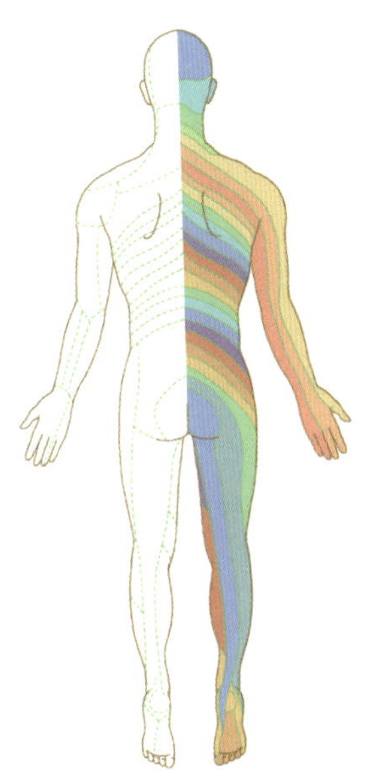

척수신경 분포 지도

뇌와 몸통을 연결하는 모든 정보가 지나는 경로인 척수신경. 척추의 분절마다 가지를 치듯 뻗어나가 신체의 각 부위와 연결된다. 증상이 나타나는 부위를 보고, 어느 신경을 누르는 병변이 존재하는지 짐작할 수 있다.

척수신경에는 뇌와 같이 신경세포의 몸체가 있다. 말초신경과 달리 한번 손상된 척수신경은 원래대로 회복되지 않는다. 그래서 척수신경을 치료하는 것은 아직도 현대의학의 크나큰 과제다. 척수신경이 손상되면 목 아래에 있는 모든 감각신경과 운동신경이 영향을 받아, 하반신 마비는 물론이고 사지가 마비될 수 있으며 온몸의 감각 소실, 대소변 장애까지 일으킬 수 있다. 상부 경추가 손상되면 횡경막신경을 마비시켜 호흡 기능이 정지되고, 심한 경우 사망에까지 이른다.

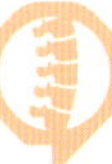

중추신경세포를 되살리는 방법은 없다

뇌와 척수신경을 포함하며 신경세포의 본체가 위치하는 곳, 중추신경계. 한번 손상되면 다시 회복되기 어렵다. 최근 손상된 중추신경세포를 재생시키기 위해 줄기세포 배양 같은 기술을 연구하고 있지만 현재까지 손상된 중추신경세포를 되살리는 방법을 찾지 못했다.

중추신경계는 뇌에서 시작해 목과 등을 거쳐 상부 요추까지 내려간다. 목뼈의 각 분절마다 신경근이 하나씩 가지를 쳐, 다시 신체 각 부위로 퍼져나간다. 따라서 뇌에 가까울수록 신경근의 밀도가 조밀하고 영향을 미치는 영역도 넓다. 이런 이유로 목질환이 허리질환보다 더 위험하다고 여겨지는 것이다.

한 곳이 무너지면
통증은 도미노처럼 번져간다

허리와 마찬가지로 목에 나타나는 통증도 단순 통증과 병적인 통증으로 나눈다. '단순 목 통증'은 쉽게 말해, 잠을 잘못 잤을 때 뻐근하고 아픈 정도의 통증이다. 누구나 흔히 겪는 통증으로, 보통 나쁜 자세를 오래 유지했을 때 목 근육이 늘어나고 경직되면서 나타난다. 염좌라고도 부르는 단순 통증은 대부분 1~2일 정도 지나면 저절로 낫는다. 증상이 2~3주까지 지속될 때도 있지만 그렇다고 해서 특별히 병적인 증상을 의미하지는 않는다.

하지만 단순 통증이 한 달 넘게 지속되면 병적인 통증을 의심해봐야 한다. 특히 물리 치료나 뜸, 침과 같은 보존적 치료를 받았는데도 별다른 원인 없이 통증이 오래 지속되거나 팔이 아프고 손이 저리는 증상이 나타나면 병원을 찾아 목을 확인해보는 것이 좋다.

다양한 통증을 일으키는
목을 앞으로 뺀 자세

목이 아파서 찾아오는 사람 중 상당수가 뒷목이 아프고 심하면 두통, 현기증, 안구동통 등이 있다고 호소한다. 처음에는 목의 통증 없이 두통이 심하게 나타나는 경우도 흔하다. 편두통이나 뇌혈관질환과 유사한 증상이므로 뇌 MRI 검사 등을 해본 사람도 많다. 눈이 아파서 장기간 안과 진료를 받았다거나 메스꺼움, 소화 장애 등으로 내시경 검사를 받거나 위장약을 복용하는 등의 과거력을 가진 경우도 흔하다. 이들은 대부분 뇌와 위장, 이비인후과 검사 등에서 특별한 질병을 발견하지 못하고 '신경성'이라는 진단을 받는다.

목의 통증을 유발하는 요인은 직업적으로 목을 뒤로 젖히고 일하는 특수한 경우도 있겠지만 일반적으로 구부정한 자세와 목을 앞으로 숙여서 빼고 있는 나쁜 자세에서 기인한다. 목을 앞으로 빼고 있으면 목을 잡고 있는 근육이 머리의 무게를 지탱하기 위해 평소보다 더욱 많은 힘을 쓴다. 이때 근육의 힘이 충분하고 목뼈나 디스크가 정상이라면 일시적으로 나쁜 자세를 취해도 통증이 거의 없을 것이다. 그러나 습관적으로 목을 앞으로 빼는 자세를 취한다면 만성통증에 시달리게 되고, 결국 경추부 척추질환으로 이어지게 된다.

목이 아프다고 찾아오는 환자의 상태를 체크하는 가장 기본적인 방법은 X-ray다. 검사 과정이 간편하고 목의 상태를 전반적으로 확인해볼 수 있다. X-ray를 통해 살펴보면 경추가 원래의 C자 곡선을 잃고, 일자로 펴진 일자목인 경우가 많다. 그러나 일자목은 질환이 아니다. 경추를 붙잡는 근육이 경직되어 나타나는 현상으로, 통증을 일으키는 원인에 상관없이 목이 아픈 상태를 가리키는 말이다.

일자목은 통증을 일으키는 원인이 해결되면 자연스럽게 원래의 C자 곡선으로 회복된다. 하지만 디스크가 심하게 망가진 상태 즉, 디스크의 부피가 많이 줄어들어 있고 주변의 뼈가 변형되어 '구조적 일자목'이 된 경우에는 수술을 통해서만 정상적인 경추 곡선을 되찾을 수 있다.

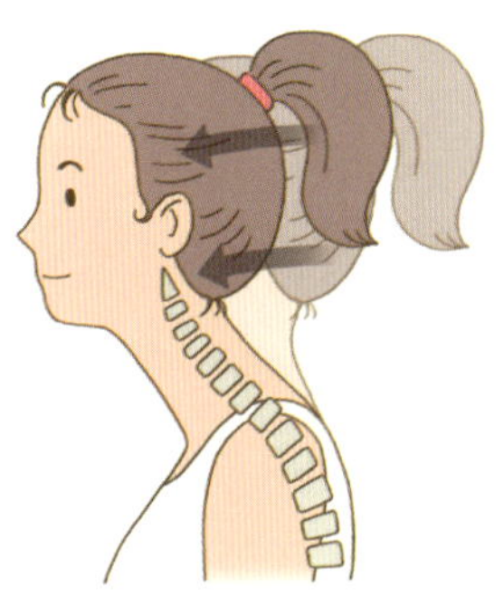

목을 앞으로 뺀 자세

원인에 상관없이, 목에 이상이 생기면 목을 둘러싼 근육이 수축하여 일자목이 된다.

경추의 곡선이 무너지면
목질환이 찾아온다

목뼈라고도 불리는 경추는 완만한 C자 곡선을 이룬다. 몸을 움직일 때 가해지는 힘을 전신에 균등히 배분하고, 외부로부터 전달받는 충격을 스프링처럼 분산해 흡수하기 위해서다. 만약 목의 C자 곡선이 무너지면 경추의 내구성이 약해져 우리 몸은 작은 충격에도 쉽게 손상을 입는다. 앞서 말했듯이 경추는 뇌로부터 뻗어 나오는 척수신경의 통로가 되어주고, 추골동맥이 지나는 터널 역할을 하는 등 굉장히 중요한 부위다. 경추가 손상을 입으면 심한 경우에는 팔다리뿐 아니라 전신에 마비가 올 수도 있다.

경추의 C자 곡선이 무너지면 단기적으로는 목과 어깨, 등, 허리에 통증이 발생하고, 장기적으로는 디스크병이나 관절염 같은 퇴행성 질환들이 나타난다. 목질환 중 가장 흔하고 널리 알려진 것은 역시 디스크병이다. 허리와 마찬가지다. 노화뿐 아니라 잘못된 자세로 인해 디스크가 변성되기 시작하면 말랑말랑한 상태의 수핵이 점차 딱딱해지면서 부피가 줄어든다. 이때 변성이 나타난 디스크와 맞닿은 경추에도 함께 퇴행성 변화가 생긴다. 뼈의 표면에 울퉁불퉁한 골극이 생기고 뼈와 뼈 사이의 간격 즉, 척추관이 좁아진다.

목에서 튀어나온 디스크가 통증의 주범!

목 디스크에 변성이 진행되면 뒷목과 양쪽 어깨가 항상 뻐근하게 아프다. 팔이 저리거나 찌릿한 통증이 발생하기도 한다. 디스크의 일부(수핵)가 튀어나와 신경근을 누르면 그 신경 분포 부위에 통증이나 마비 증상이 나타나는 것이다.

그뿐 아니다. 만성적인 두통이나 눈이 움직일 때마다 통증을 느끼는 안구동통이 생긴다. 이때 상당수의 사람들이 뇌혈관질환을 의심하여, 뇌 MRI 등의 검사를 받기도 한다. 그러나 목뼈에 문제가 생긴 것이므로 근본적인 원인을 해결하지 않으면 팔이 저린 증상이나 찌릿한 통증, 두통, 안구동통 등은 사라지지 않는다.

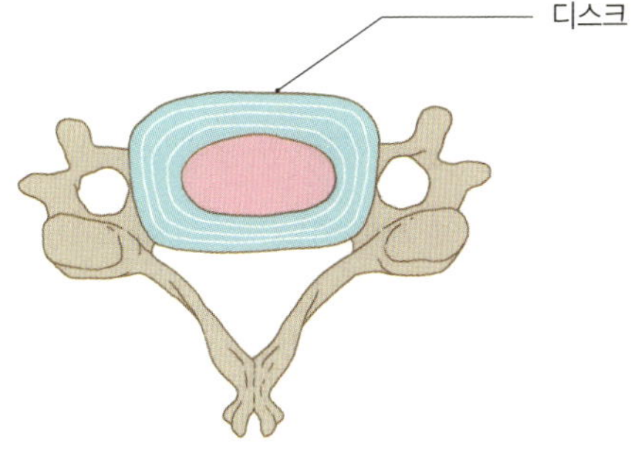

정상적인 목 디스크의 모습

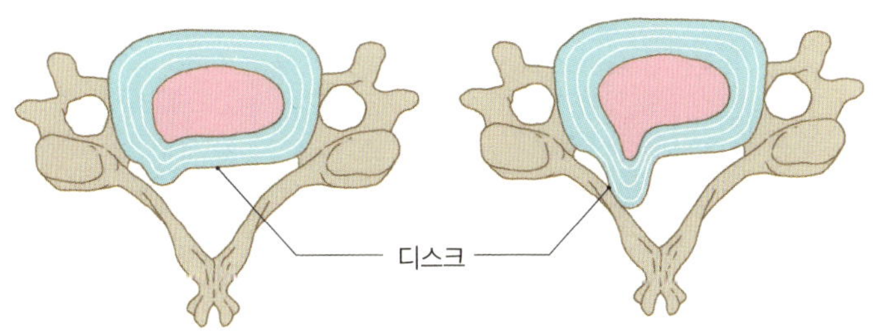

목 디스크가 튀어나와 신경을 누른 모습

디스크가 튀어나오지 않더라도 점차 부피가 줄어 형태가 찌그러지면 디스크 전체가 팽윤되고, 후관절 비후 등으로 척추관이 좁아진다. 그러면 위아래 뼈 사이의 간격도 줄어들고, 신경근이 통과하는 추간공이 좁아져 신경근 압박 증상이 나타난다.

디스크 탈출로 인한 신경 압박뿐 아니라 척추관 내에 존재하는 인대(후종인대)가 두꺼워지거나 뼈처럼 변해 신경을 압박하는 질환도 있다. 이를 후종인대 골화증이라고 부른다. 별다른 증상 없이 진행되다가 척수신경 압박이 상당히 진행된 이후에야 손가락의 움직임이 마비되거나 보행 장애 등의 심각한 증상을 일으킨다. 일반적으로 단일 부위에 발생하는 디스크 탈출증과 달리 후종인대 골화증은 대부분 다발성, 그러니까 여러 부위에 병변이 나타난다. 따라서 수

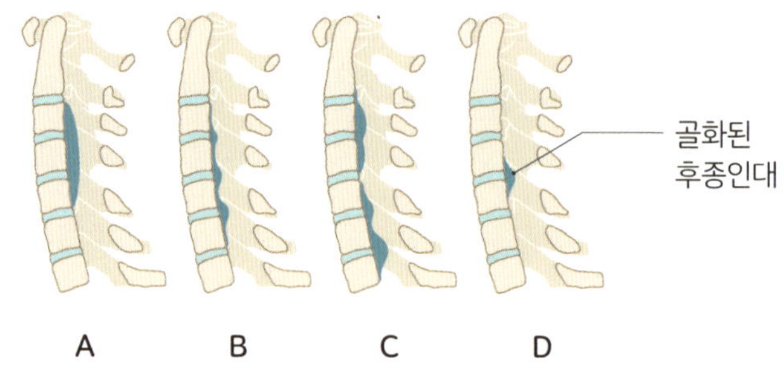

후종인대 골화증의 모습

인대가 뼈처럼 단단하게 변해, 신경을 누르는 후종인대 골화증. 신경근이나 척수신경을 눌러 통증이나 마비 증상을 일으킨다. 연속형(A), 분절형·다발성(B), 혼합형(C), 단일형(D)으로 분류한다.

술적 치료를 해야 할 때 광범위한 부위에 걸쳐 수술을 한다. 이는 곧 수술의 위험성이 커진다는 말과도 같다.

후종인대 골화증의 발생 원인은 아직까지 정확히 알 수 없다. 한국인이나 일본인에게서 많이 생기는 것으로 보아, 유전적인 영향이 있을 것으로 추측한다. 물론 후천적 요인도 상당히 중요하게 작용할 것이다.

노화를 맞거나 목을 혹사시킨 경우 발생하는 디스크 변성과 그에 따른 대표적인 질환들에 대해 알아보았다. 두통과 안구동통 같은 비교적 경미한 질환부터 척추관 협착증, 후종인대 골화증 등 수술을 필요로 하는 질환까지 목뼈의 퇴행이 진행되면 다양한 질환에 시달릴 수밖에 없다. 따라서 허리 건강을 챙기듯 허리와 연결된 목 건강에도 신경을 써야 한다.

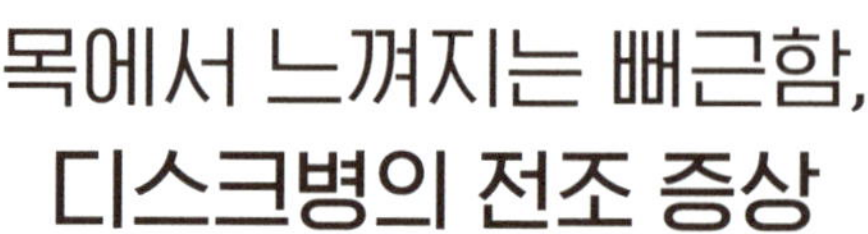

목에서 느껴지는 뻐근함,
디스크병의 전조 증상

목 디스크의 변성은 서서히 진행되기 때문에 초기에는 별다른 증상이 나타나지 않는다. 평소에 일을 오래하면 목이 뻐근한 정도의 경미한 증상이 나타나는데 이때 간단히 진통제를 먹거나 파스를 붙이는 정도로도 호전된다. 그래서 목에서 느껴지는 뻐근함을 무시하고 넘어가는 사람들이 많다. 그러나 뻐근함이 수년간 반복적으로 나타나며 점차 강도가 심해지고, 빈도가 잦아진다면 질환이 발생한 것은 아닌지 의심해봐야 한다.

대개 사람들은 일반적으로 목 디스크병의 증상이라고 알려진 상지 방사통(팔과 손에 나타나는 통증으로, 통증이 한곳에 머물러 있지

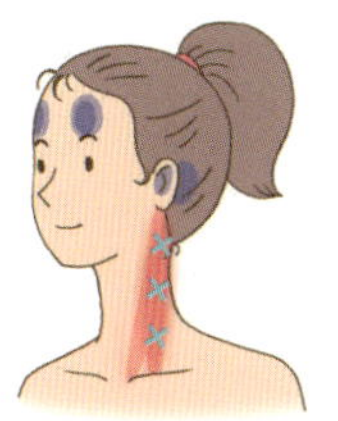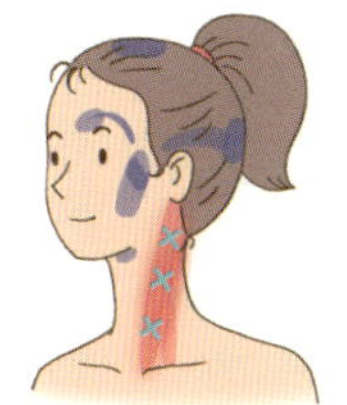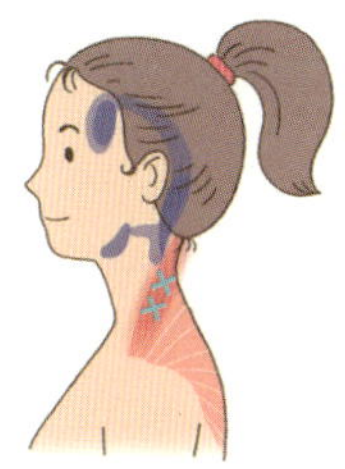

목 디스크병으로 인한 두통과 안구동통

않고 신경 줄기를 타고 내려온다)이 느껴지면 비로소 병원을 찾는다. 그러나 두통이나 안구동통, 어지럼증 등이 뒷목의 뻐근함과 함께 느껴지는 것 자체가 목 디스크병의 초기 증상이다. 최대한 빠른 시일 내에 병원을 찾아 목의 상태를 체크해봐야 한다.

팔다리에 이상 증상이 나타나면 목 디스크병을 의심하라!

우리 몸은 신경이 눌리는 부위에 따라 증상이 나타나는 곳과 양상이 제각기 다르다. 목뼈에서 튀어나온 디스크가 신경을 누르면 팔다리의 감각 이상, 운동신경의 마비, 대소변 장애 등의 증상이 나타날 수 있다. 이러한 통증이나 저림, 감각 이상 등은 감각신경 분포에 따라 다르게 나타나므로, 의사들은 문진 후 신경 분포 지도를 통해 어디가 아픈지 추측한다. 예를 들어, 환자가 엄지손가락에 통증을 느

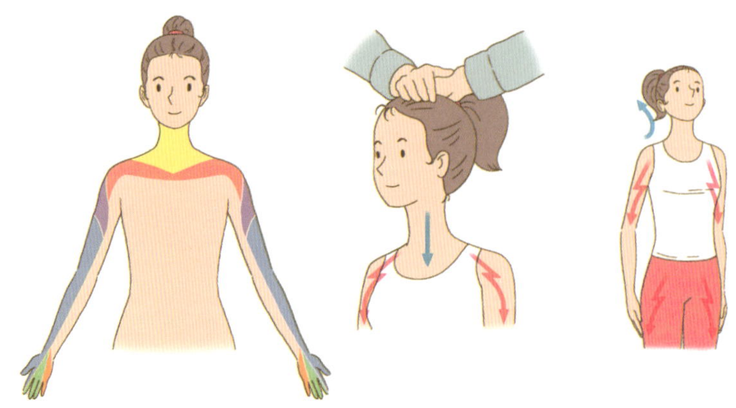

목에서 뻗어나온 신경 지도

각각의 신경은 지배 영역이 다르다. 이를 통해 어느 신경에 병변이 있는지 짐작한다. 머리를 누르면 신경 압박이 심해져 한쪽 또는 양쪽 팔로 전기가 오는 듯한 통증이 느껴진다. 척수신경이 심하게 눌리면 머리를 뒤로 젖힐 때 온몸에 찌릿하게 전기가 통하는 듯한 통증(전격통)이 올 수 있다.

낀다고 하면 제6번 경추신경이 압박된 것으로 추측하는 식이다.

신경의 분포에 따라 운동신경이 마비되는 부위도 다르다. 팔을 들어올리는 어깨 근육의 힘이 저하된 것처럼 보이면 제5번 신경의 기능이 저하된 것으로 추측한다.

신경 반사 소견과 함께 팔다리가 마비되거나 대소변 장애를 일으킨다면 이때는 아주 위험한 상황이다. 그래서 수저질이 잘 안 되거나 글씨를 제대로 쓰기 힘들고, 걸을 때 비틀거린다면 자신의 상태가 심각하다고 여기고 빨리 병원을 찾아야 한다.

어깨가 아프고 손이 저리면
목 디스크병이다?

어깨 부위를 지배하는 신경이 디스크 등에 의해 눌리면 대개 어깨나 팔에 통증이 생긴다. 하지만 어깨에서 통증을 느낀다고 해서 무조건 목 디스크병인 것은 아니다. 유사한 증상을 나타내는 다른 질환들이 있으므로, 정확히 감별하고 진단해야 한다.

목 디스크병과 정밀하게 감별해야 하는 가장 흔한 질환이 어깨 관절에 생기는 퇴행성 관절염이다. 어깨관절염은 목 디스크병처럼 극심한 어깨 통증을 일으킨다. 하지만 통증의 양상을 자세히 살펴보면 분명한 차이점이 있다.

목 디스크병일 때는 팔을 들어올릴 때 통증이 없고, 오히려 팔을 위로 들었을 때 통증이 덜해진다. 그래서 심한 목 디스크 탈출증인 사람은 종종 팔을 머리 위로 들고 다니는 모습을 보인다. 반면 퇴행성 어깨관절염이 있으면 어깨를 움직이는 데 장애가 있고, 팔을 들 때 통증도 심해 머리를 감거나 빗질을 할 수 없는 경우가 많다.

손목에 있는 신경 터널이 좁아져 신경을 누르는 수근관 증후군의 증상과 목 디스크병도 혼동되기 쉽다. 수근관 증후군이 있을 때 나타나는 손의 저림 현상이 목 디스크병의 증상과 유사하기 때문이다. 한편 류마티스 관절염일 때도 아침에 손이 뻣뻣하고 저린 증상이 나타나는데, 이 역시 목 디스크병과 혼동될 수 있다.

목 디스크병의
진단과 치료, 관리법

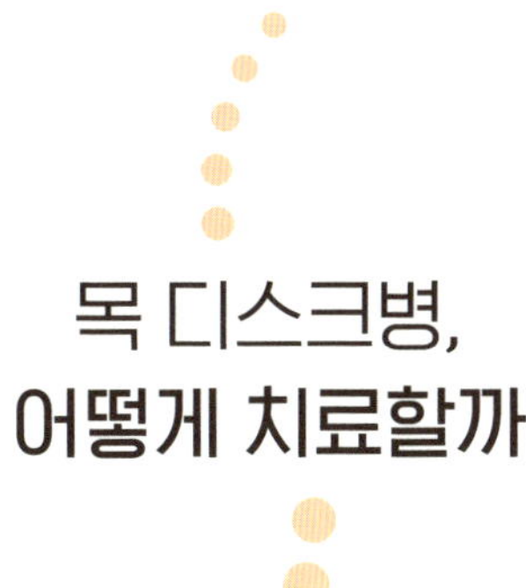

목 디스크병,
어떻게 치료할까

디스크병의 초기 단계에서 간헐적으로 생기는 단순 목 통증은 적절한 휴식과 자세 교정만으로도 금세 좋아진다. 이때는 검사상 뼈나 디스크에 큰 변화가 관찰되지도 않는다.

그러나 원인을 제대로 밝히지 않은 채, 통증을 무시하고 방치하면 하나 또는 여러 개의 디스크가 연쇄적으로 변성을 일으켜 돌이킬 수 없는 상황을 맞기도 한다.

초기 목 디스크병은 수술 없이 치료한다

목 디스크병이 시작될 때는 보통 보존적 치료를 선택한다. 가장 일반적인 방법이 약물 치료, 물리 치료다. 최근에 많이 시행하는 도수 치료도 근육을 풀어 통증을 줄여주는 물리 치료에 속한다. 그러나 환자의 상태를 정확히 모르는 상태에서 너무 심하게 근육을 누르거나 목을 여러 방향으로 과도하게 꺾고 돌리는 동작은 좋지 않다.

간혹 목을 교정한다면서 스스로 또는 주변 사람의 도움을 받아 근육을 세게 누르거나 심하게 움직이는 동작을 하는데, 목 상태를 고려하지 않고 함부로 민간요법을 시행했다가는 디스크병을 더욱 악화시킬 수 있으니 주의한다. 이런 동작으로 인해 중추신경이 손상을 입으면 돌이킬 수 없는 결과를 초래하게 될 수 있다. 어떤 치료를 받든 정확한 진단이 선행된 후 알맞은 치료를 받아야 한다.

통증 주사도 최근 흔히 시행하는 보존적 치료 중 하나다. 통증 주사는 병변이 있는 부위에 스테로이드계 약물을 주사하여 신경 주변의 염증을 줄여줌으로써 통증을 감소시키는 효과를 낸다. 그러나 신경을 누르고 있는 물리적 원인을 직접 제거할 수 없으므로, 신경 압박의 정도가 심하지 않고 염증 반응이 통증의 주된 원인인 환자에게 적합한 치료다. 정확한 진단으로 발병 부위와 위치, 정도를 확인한 다음 병변 부위에 정확히 약물을 주사해 치료의 효과를 높이는 방향으로 시행한다.

현재 상태에 맞춘 수술을 선택해 받는다

목 디스크병을 치료하는 수술법은 병변의 부위나 환자의 상태에 따라 다양한 방법을 고려해 선택한다. 국소 마취 후 아주 작은 절개를 한 뒤 내시경을 이용하는 수술법도 있고, 경추부 전반에 걸쳐 광범위하게 감압하거나 골 유합을 하는 수술법도 있다. 구체적으로 내시경 레이저 디스크 절제술, 골 유합술, 인공 디스크 치환술, 미세 현미경 추간공 감압술 등이 있다.

어떤 수술이 단연 좋다고 말하기는 어렵다. 수술법을 결정할 때는 병변의 위치와 상태, 손상을 입은 범위 등을 판단해 정상 조직이나 목 본래 기능의 손실을 최소화하는 범위에서 수술하기 때문이다.

① 디스크 탈출 정도가 경미하면 경피적 내시경 레이저 디스크 절제술

급격히 발생한 수핵 탈출증을 치료하는 데 유용한 수술법이다. 일반적으로 척추의 퇴행이 심한 경우에는 내시경으로 치료하기 어렵다. 그렇기 때문에 디스크가 탈출했지만 주변의 뼈에 변화가 없고, 동반된 협착 증상이 없으며, 척수신경이 심각하게 손상되지 않았을 때 시행할 수 있는 수술이다.

가벼운 수면 마취를 하고, 피부에 국소 마취를 한 뒤 3mm 정도 피부를 절개한다. 내시경을 삽입해 탈출된 디스크를 절제하는 과정을 거친다.

내시경을 이용하는 수술은 목의 기능을 그대로 보존할 수 있고, 과다출혈이나 음성 변화 등 절개 수술로 인해 발생할 수 있는 합병증이 거의 없다는 장점이 있다. 수술받은 당일에 퇴원이 가능하고 흉터도 거의 남지 않는다.

하지만 앞서 설명한 대로 경피적 내시경 레이저 디스크 절제술은 초기 단계의 디스크 탈출증 환자에게만 시행할 수 있다. 디스크의 변성이 상당히 진행되었거나 후종인대 골화증처럼 딱딱한 병변이나 협착증이 있는 환자, 디스크 조각이 아래쪽이나 위쪽으로 심하게 흘러내린 환자, 척수증 등 심각한 신경 병증이 있는 환자에게는 수술이 불가능하다.

② 디스크 탈출 정도가 심할 때는 골 유합술 또는 경추부 인공 디스크 치환술

디스크 탈출증이 심하고, 동반된 퇴행이 심한 경우에는 경피적 내시경 레이저 디스크 절제술만 할 수 없다. 이때는 미세 현미경 디스크 절제술을 한 다음 골 유합술을 한다. 디스크 탈출증의 대표적인 수술 방법으로, 신경을 압박하는 디스크 조각이나 골극 등을 충분히 제거할 수 있다.

일반적인 목 디스크병 수술 과정을 살펴보자. 먼저 목의 앞쪽 주름살을 따라 3.5cm가량 절개하고, 식도와 기도를 젖혀 디스크를 노출시킨다. 그런 다음 수술용 현미경으로 보면서 고속 드릴과 미세 수술 도구로 신경을 압박하는 디스크를 제거한다. 그리고 나서 원래 디스크가 있던 부위에 뼈를 이식한다.

이때 이식되는 뼈는 자가골이나 인공뼈를 사용한다. 자가골은 수술 후에 골 유합 확률이 높고 추가 비용이 들지 않는다는 장점이 있지만 자가골을 채취한 부위에 나타나는 통증 등의 문제로 최근에는 주로 인공뼈를 이식하는 방법을 쓴다.

'디스크 절제 후 골 유합술'은 목 디스크 탈출증 치료의 대표적 수술법이다. 동반된 퇴행성 병변 및 불안정 척추 등 대부분의 경우에 감압 및 치료하기 적합하다는 장점이 있다. 하지만 퇴원 후 골 유합이 이루어질 때까지 수개월간 보조기를 착용해야 하며, 오랜 재활 기간이 필요하다. 또한 유합된 분절의 움직임이 제한되고, 수년 후 주변 마디에 병변이 진행될 가능성이 커진다는 단점이 있다.

디스크 절제 후 골 유합술의 단점을 보완하기 위해 최근 보편적으로 시행되는 수술 방법이 '경추부 디스크 절제술 및 인공 디스크 치환술'이다. 디스크 절제 후 시행하는 골 유합술과 전체 수술 과정은 동일하다. 단지 손상된 디스크를 제거한 다음 이식하는 뼈 대신 인공 디스크를 삽입한다는 차이가 있다.

그래서 수술 후에도 경추 본래의 정상 기능을 최대한 보존할 수 있으며, 보조기를 착용하는 기간도 일주일 이내로 짧다. 수술을 받은 즉시 목도 자유롭게 움직일 수 있다. 하지만 경추부 디스크 절제술 및 인공 디스크 치환술은 수술을 받을 수 있는 대상이 제한적이다. 다발성 병변이 있는 경우에는 시행하기 어렵고, 후종인대 골화증 등 뼈의 움직임이 이미 소실되었거나 골다공증이 있어도 수술받을 수 없다.

③ 미세 현미경 추체 절제술 후 시행하는 골 유합술과 경추 후궁 성형술

후종인대 골화증이나 다발성 척추관 협착증 같은 질환이 있으면 손상된 디스크만 제거해서는 만족할 만한 결과를 얻지 못할 수 있다. 후종인대 골화증은 신경을 누르는 압력을 확실히 낮추기 위해 척추체 전체를 제거해야 하는 경우가 많다. 그래서 추체 절제술을 한 뒤 골 유합술을 시행한다. 이를 통해 두 마디 이상의 운동 분절을 고정하는 것이다.

다발성 협착증은 인공 디스크를 삽입하는 게 불가능한 경우도 많으므로 어쩔 수 없이 다분절 골 유합술을 시행한다. 문제는 수술 후 목의 운동 범위가 줄어들고, 항상 목과 어깨에 뻐근한 통증을 호소하는 경우가 많다는 것이다. 또 이식된 뼈가 붙지 않거나 과다출혈, 신경 손상 등 여러 합병증이 나타날 가능성도 높다.

그래서 3개 이상의 분절이 고정되어야 하는 다분절 병변일 경우 전방의 신경을 압박하는 병변은 그대로 둔 채, 후방으로 접근하여 수술을 한다. 후궁을 절개한 다음 척추관의 직경을 넓혀주는 '경추 후궁 성형술'을 시행하기도 한다.

경추 후궁 성형술은 척추관을 넓혀주면서 전방 접근법과 달리 골 유합을 시행하지 않으므로 수술 후에 비교적 원활하게 목을 움직일 수 있고, 움직일 수 있는 범위도 크다. 광범위한 근육 박리로 인해 나타날 수 있는 수술 직후의 통증이나 간접 감압의 한계 등이 단점으로 꼽히지만 목의 가동 범위를 보존할 수 있다는 점이 후궁 성형술을 결정하는 이유다.

한편 추간공이 한쪽만 좁아졌을 때는 후방 접근법을 이용해 '미세 현미경 추간공 확장술'을 시행하기도 한다. 이 수술법은 1.5cm 정도의 작은 구멍을 통해, 디스크를 제거하지 않고 추간공만 확장하기 때문에 일반적으로 시행하는 임플란트 삽입 수술보다 간편하고 합병증이 발생할 가능성이 낮다.

진단법	골 유합술	경추부 인공 디스크 치환술
목의 움직임	관절 기능이 상실되어 목의 움직임이 부자연스럽다.	관절 기능이 유지되어 골 유합술보다는 목의 움직임이 자연스럽다.
골 유합	필요하다.	필요하지 않다.
보조기 착용 기간 (회복 기간)	기간이 길다.	기간이 짧다.

골 유합술과 경추부 인공 디스크 치환술의 비교

수술 후 관리가
경추 수명을 결정짓는다

수술을 받은 다음 제일 중요한 것은 역시 꾸준한 관리다. 바른 자세를 유지하고, 적절한 운동을 꾸준히 해야 한다. 척추질환에 있어, 바른 자세의 중요성은 아무리 강조해도 지나치지 않는다. 꾸준히 바른 자세를 익히고 유지해야 수술 후 빨리 회복하고 건강한 목을 오래 지켜나갈 수 있다.

보조기는 경피적 내시경 레이저 디스크 절제술이나 인공 디스크 치환술, 미세 현미경 추간공 확장술 등 골 유합을 시행하지 않는 수술이라면 일주일 이내로 착용한다. 사실 수술을 받고 나서 즉시 목을 움직일 수 있으니, 보조기의 중요성은 그리 크지 않다.

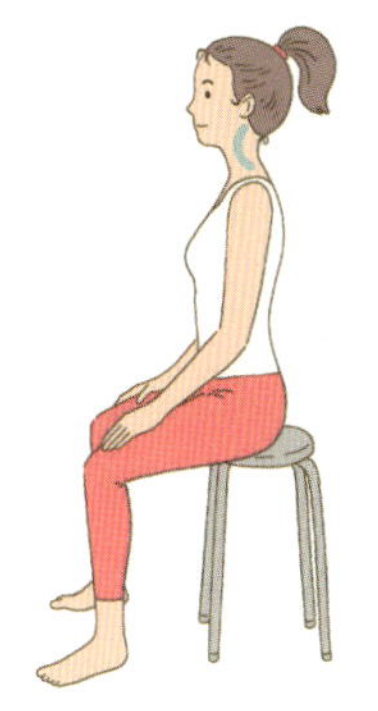
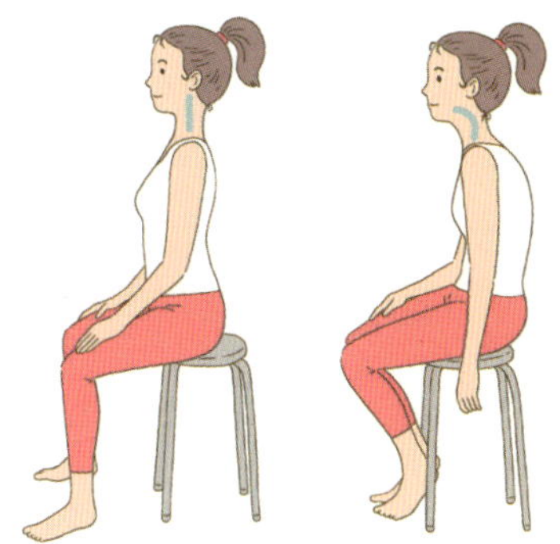

바른 자세

허리를 곧게 세우고, 턱을 자연스럽게
당겨 목의 C자 곡선을 유지하며 앉는다.

나쁜 자세

목을 너무 뒤로 젖혀 일자목을 만들거나 목
을 앞으로 빼 역C자 목을 만들지 않는다.

　골 유합술을 받았다면 1~3개월간 보조기를 착용한다. 보조기는
일종의 캐스트(깁스) 역할을 해서 뼈가 정확한 위치에 잘 붙도록 도
와준다. 골다공증이 있거나 긴 뼈를 이식한 경우에는 뼈가 잘 붙지
않을 가능성이 크기 때문에 올바른 자세나 보조기 착용에 특히 더
신경을 써야 한다.

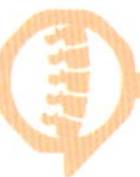

목 수술은 왠지 두렵다?

지금까지 '목 수술은 위험하다'라는 인식이 일반적이었다. 과거에는 모든 수술을 육안으로만 진행했고, 그러다 보니 여러 가지 위험성도 있었다.

목뼈는 다른 부위의 뼈에 비해 크기가 작고 주변에 혈관 등 중요한 조직들이 많으며, 특히 척수신경 가까이에서 수술해야 하므로 신경 손상의 위험이 클 수밖에 없다. 또한 수술 후 장기간 착용해야 하는 보조기에 대한 부담도 컸다.

다행히 근래에는 정밀한 수술 장비가 개발되어 상당히 안전하게 수술할 수 있게 되었다. 현재 시행하고 있는 모든 목 수술은 수술용 현미경으로 병변 부위를 확대해, 정확하게 관찰하면서 진행한다. 또 수술용 고속 드릴과 미세 도구를 사용하기 때문에 신경이 손상될 위험도 줄었다. 고정 장치도 좋아져 뼈가 붙을 확률도 높아졌다. 이러한 변화 덕분에 보조기를 착용해야 하는 기간이 짧아졌고, 이에 따른 스트레스도 많이 줄었다.

특히 경피적 내시경 디스크 절제술이나 인공 디스크 치환술은 목의 기능을 정상에 가깝도록 유지시켜줄 뿐 아니라 수술 후 일상생활로 빨리 돌아가게 해준다.

따라서 목 수술에 대한 편견과 두려움을 걷어내고, 수술 후 직접 해야 하는 관리에 집중하자. 그래야 빠르게, 최대한 원래의 건강했던 목 상태에 가깝게 회복할 수 있으니 말이다.

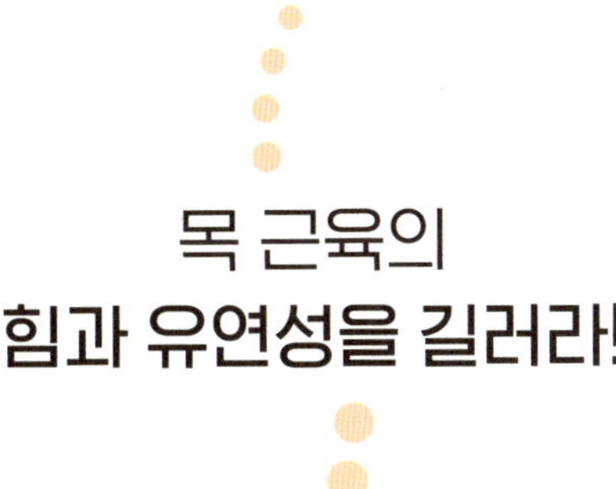

목 근육의
힘과 유연성을 길러라!

올바른 자세를 유지하려면 목의 근육을 강화하여 근력 및 근지구력을 길러야 한다. 이때 목을 직접 사용하는 운동은 오히려 목 근육에 쌓이는 피로를 증가시킬 수 있으니 삼가는 게 좋다.

한편 목 근육의 힘을 강화시키는 것만큼이나 유연성을 기르는 운동도 중요하다. 경추는 척추의 그 어떤 부위보다 가동 범위가 넓기 때문에 유연성이 좋아야 자유자재로 움직일 수 있다. 목 근육의 힘과 유연성을 기르는 운동에는 무엇이 있는지 자세히 살펴보자.

1. 고개 숙였다 젖히기 (5회)

① 허리를 곧게 편다.

② 턱이 가슴에 닿을 정도로 고개를 숙였다가 5초간 멈춘 뒤 가능한 정도까지
천천히 고개를 뒤로 젖혀 5초간 자세를 유지한다.

2. 고개 옆으로 누르기 (5회)

① 한쪽 손을 머리 위로 넘겨 반대쪽 귀 위에 댄다.

② 천천히 팔을 당겨 고개를 옆으로 누르고 5초간 자세를 유지한다. 처음 자
세로 돌아와 반대쪽도 같은 방법으로 실시한다.

3. 손으로 턱 밀기 (5회)

① 턱을 괼 때처럼 한쪽 손바닥으로 턱 전체를 감싼다.

② 천천히 턱을 반대 방향으로 밀어내듯 팔에 힘을 준다. 이때 턱이 돌아가지
않도록 목에 힘을 주며 버티고 5초간 자세를 유지한다. 처음 자세로 돌아
와 반대쪽도 같은 방법으로 실시한다.

4. 머리 뒤로 밀기 (5회)

① 양손을 깍지 낀 다음 손바닥을 뒤통수에 닿도록 댄다.

② 손으로 머리를 받친 채 목에 힘을 주어 머리를 힘껏 뒤로 민다. 5초간 자세
를 유지한다.

5. 손으로 이마 밀기 (5회)

① 허리를 곧게 편다.

② 한쪽 손을 이마에 대고, 이마를 뒤로 밀어내듯 팔에 힘을 준다. 5초간 자세

　　를 유지한다.

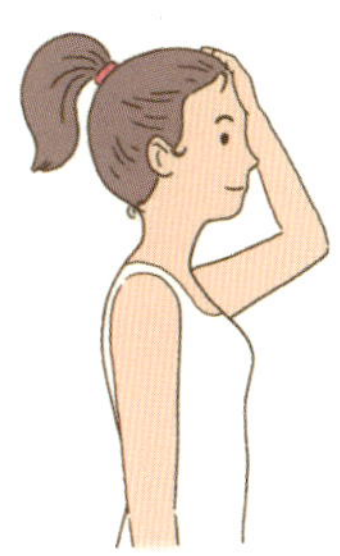

6. 손으로 머리 옆 밀기 (5회)

① 한쪽 손을 들어 머리 옆에 댄다.

② 천천히 머리를 밀어내듯 힘을 준다. 이때 머리가 옆으로 밀리지 않도록 목

　　에 힘을 주어 버티고 5초간 자세를 유지한다. 처음 자세로 돌아와 반대쪽

　　도 같은 방법으로 실시한다.

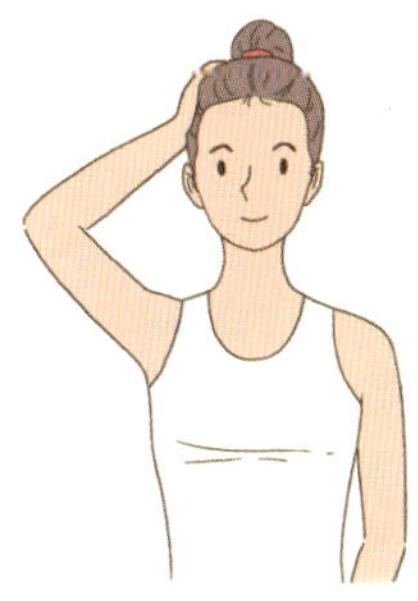

7. 팔 앞뒤로 회전하기 (5회)

① 양팔을 어깨 높이에 맞춰 수평으로 뻗는다.

② 어깨부터 팔꿈치까지는 고정한 채 손바닥을 천천히 앞뒤로 5초간 회전시

킨다. 이때 팔꿈치를 수직으로 굽힌 채 팔 전체를 회전해도 좋다.

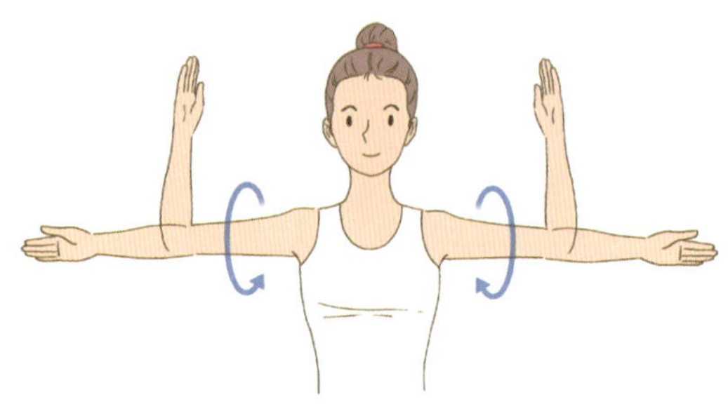

8. 팔 굽혀 젖히기 (5회)

① 양팔을 수평으로 들고, 주먹을 쥔다. 주먹이 앞을 향하도록 팔꿈치를 굽힌다.

② 천천히 양쪽 팔꿈치를 등 뒤로 젖혀 5초간 자세를 유지한다.

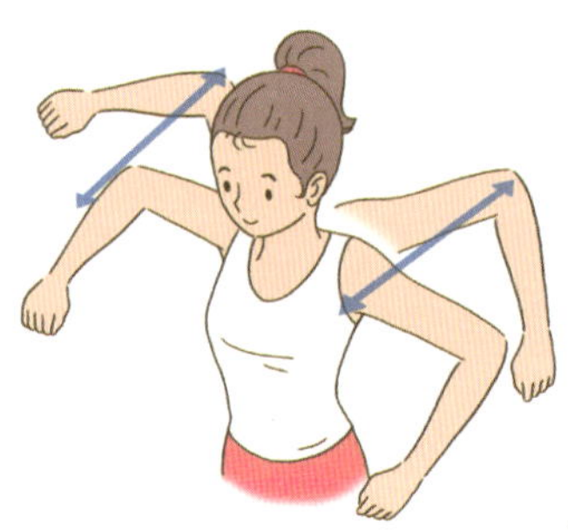

9. 팔 수평으로 당겨 어깨 늘이기 (5회)

① 한쪽 팔을 수평으로 뻗은 뒤 다른쪽 팔을 굽혀 뻗은 팔의 팔꿈치에 댄다.

② 몸은 고정한 채 굽힌 팔에 힘을 주어 팔꿈치를 가볍게 누르며 당기고 5초간

자세를 유지한다. 처음 자세로 돌아와 반대쪽도 같은 방법으로 실시한다.

10. 어깨 위로 으쓱하기 (5회)

① 허리를 곧게 편다.

② 머리와 몸은 고정한 채 양쪽 어깨를 위로 움츠려 5초간 자세를 유지한다.

11. 어깨 뒤로 젖히기 (5회)

① 양손을 등 뒤로 돌려 깍지를 낀다. 이때 손등이 허리에 닿도록 손을 둔다.

② 양팔을 곧게 펴서 천천히 들어올린다. 동시에 어깨를 최대한 뒤로 젖힌 채

5초간 자세를 유지한다.

12. 머리 위에서 수건 잡아당기기 (5회)

① 양손을 머리 위로 들어올린 뒤 길게 만 수건의 양끝을 잡는다.

② 한쪽 손을 아래로 당기며 팔꿈치를 곧게 편다. 동시에 다른 쪽 손은 팔꿈치

가 90도가 되도록 굽혀 5초간 자세를 유지한다. 처음 자세로 돌아와 반대

쪽도 같은 방법으로 실시한다.

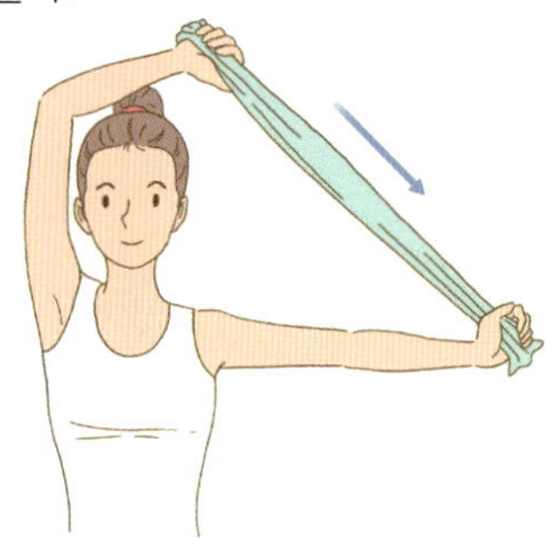

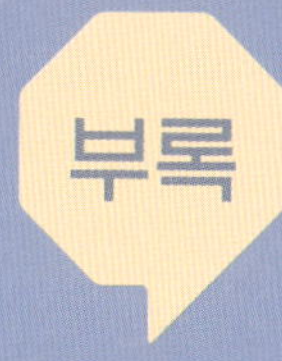

디스크 닥터의
통증 제로 케이스

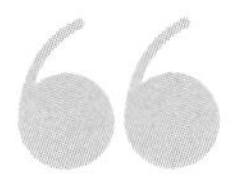

똑바로 앉을 수 없이
아프던 요통이 사라지다

이유진 / 17세

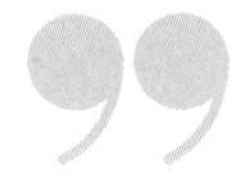

내가 만나는 환자들은 주로 퇴행성 질환을 가지고 있기에 대부분 중년이고 최근에는 80세 이상의 고령인 사람이 많다. 그런데 방학 때가 되면 중고등학생 환자가 꽤나 된다. 부모들도 처음에는 아이가 허리나 목이 아프다고 하면 대체로 무심히 지나친다. 공부하기 싫어서 핑계를 대는 정도로 치부하기 때문이다. 얼마 전에도 고3 수험생, 이유진 학생이 엄마 손에 이끌려 구부정한 자세로 진료실에 들어왔다.

어디가 아파서 왔냐는 물음에 "허리가 너무 아파 앉아 있을 수가 없어요"라고 대답하며 얼굴을 찡그렸다. 언제부터 아팠냐고 물어보니 "평소에도 조금씩 아팠는데, 지난번에 시험 공부를 하느라 오래 앉아 있고 난 이후부터 많이 아파져서 똑바로 앉을 수가 없어요"라고 말했다. "누워 있을 때는 별로 안 아픈데 앉아 있는 동안이나 앉아 있다가 일어설 때 허리가 펴지지 않아요"라며 허리 통증을 호소하는 모습이 안쓰러웠다.

중고등학생뿐 아니라 20~30대 직장인들 중에서도 위와 같은 증상을 호소하는 사람이 많다. 그들도 대부분 "아프기는 중학교 때부터 시작되었어요"라고 한다. 전형적인 퇴행성 디스크병의 증상이다. "젊은 사람이, 중고등학생이 무슨 퇴행성 디스크냐"고 하지만 잘못된 방법으로 허리를 사용하면 몇 년 안에도 수십 년간 사용한 것과 같은 퇴행성 질환이 생긴다.

사람들은 일반적으로 의사 앞에 앉아서 질문에 대답하고 검사를 진행하면 진료가 시작되는 것으로 알고 있지만, 사실은 진료실로 들어올 때 걷는 자세나 설명을 들을 때 앉아 있는 자세를 유심히 살펴보는 것부터 진료가 시작된다. 이런 통증을 가진 환자 대부분은 좋지 못한 자세를 취하고 있다. 구부정하게 서서 걷고, 삐딱하게 앉는 습관을 가지고 있는 것이다

"선생님, 우리 애 좀 혼내주세요. 자세를 똑바로 하라고 해도 말을 안 들어요!"라는 말은 부모님들이 흔히 하는 하소연이다. 나도 어릴 때 부모님께 책이나 TV를 너무 가까이에서 본다고 잔소리를 많이 들었다. 나중에 알게 되었지만 눈이 나빴던 것이 원인이었다. 어릴 때라 몰랐지만 멀리서는 잘 안보이니까 자꾸 TV 앞으로 갔던 것이다.

마찬가지로 평소 제대로 된 운동을 하지 않고, 장시간 앉아서 컴퓨터를 보거나 공부를 하면 자연스럽게 허리 근육에 피로가 쌓이고 자세가 흐트러진다. 점점 바르게 앉지 못하고 몸이 비스듬히 기울어지며, 누워서 책을 보거나 삐딱한 자세가 몸에 배는 것이다. 그렇게 되면 결국 디스크가 망가져 통증이 생기고, 바른 자세를 취하기가 더욱 어려워지게 된다.

엄마의 바람대로 올바른 자세를 하고 싶어도 안 되는 상태에 이르는 것이다. 아이들의 자세가 나빠지는 데는 이유가 있다. 따라서 무작정 잔소리를 하기 전에 부모가 적극적으로 원인을 찾아 바로잡아 줘야 한다.

청소년기의 퇴행성 척추질환은 대부분 초기 단계로, 간단한 치료로도 통증을 줄일 수 있다. 하지만 허리 근육의 힘을 기르지 않고, 나쁜 자세와 생활습관을 고치지 못하면 중증 단계로 발전할 수 있으니 주의 깊게 살펴봐야 한다.

이유진 학생도 MRI 검사상 중년 이후에나 볼 수 있는 디스크의 퇴행성 변화가 세 군데나 발견되었다. 특히 제5번 요추와 제1번 천추 사이의 디스크는 이미 부피도 상당히 감소된 상태였다. 디스크의 변성이 중등도로 진행되어 있던 것이다. 하지만 다행히 신경이 압박된 소견, 그러니까 신경이 눌렸다는 징후는 보이지 않아, 우선 주사 치료를 시행하고 물리 치료를 병행했다.

일주일 뒤 이유진 학생을 진료실에서 다시 만났다. "이제 살 것 같아요, 선생님" 하며 부끄러운 듯 웃으며 진료실에 들어왔다. 나도 한결 가벼운 마음으로 학생을 앉혀놓고 다시 한 번 운동의 중요성에 대해 설명했는데, 처음의 찌푸린 얼굴과 달리 이번에는 무척이나 진지한 얼굴로 들었다. 매일 스트레칭과 함께 가벼운 유산소 운동을 하고, 일주일에 두 번 정도 헬스클럽에서 등 근육을 강화하는 운동을 꾸준히 하라고 일러주었다.

여름방학을 맞아 다시 병원을 찾은 이유진 학생을 보았다. 걸어들어오는 모습에서 벌써 큰 변화가 찾아왔음을 알 수 있었다. 몇 달 사이에 근력 운동을 꾸준히 하고, 나쁜 자세를 고치려고 노력한 결과 현재는 통증을 거의 느끼지 않고 체력도 많이 좋아졌다고 말했다. 등 근육이 강해져서 자세가 더욱 바르게 변화되고 통증도 사라진 것이다.

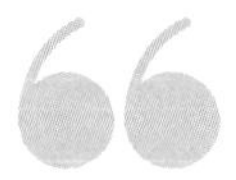

디스크병으로 인한
만성 두통에서 해방되다

김은미 / 36세

요즘 부쩍 30~40대 직장인이나 중년 여성들이 진료실을 찾는 경우가 늘었다. 은행에서 근무하는 30대 중반의 김은미 씨가 병원을 찾았다. 진료실로 들어오는 그녀의 표정은 어둡고 신경이 날카로워 보였다. 그녀는 "한쪽 머리가 깨질 듯이 아프고, 목을 돌리기가 많이 불편해요"라며 두통약을 먹어도 통증이 줄어들지 않는다고 증상을 토로했다.

"만성적으로 편두통이 있었는데, 최근 증상이 심해지더라고요. 혹시나 해서 대학병원에 가봤는데, 별 이상이 없다면서 '신경성'이라고 했어요."

김은미 씨에게 "안과, 이비인후과, 내과를 방문해서 검사받은 적은 없으세요?"라고 물으니 깜짝 놀라며 대답했다. "어떻게 아셨어요?" 하며, 마치 용하다는 점쟁이를 만난 듯이 쳐다봤다. 그녀는 "아무리 진통제를 먹어도 두통이 사라지지 않았어요. 어지럽기까지 해서 혹시 중풍인가 무서워, 뇌 MRI 검사도 해봤는데 아무 이상이 없다고 하네요. 정말 답답해요"라며 한숨을 쉬듯 증상을 말했다.

그녀는 원인을 찾기 위해 병원을 전전해 다닌 이야기를 이어갔다. "한번은 어지럽고 머리가 아프다고 했더니, 친구가 귀에 이상이 있나 검사해보라고 해서 이비인후과에 갔었어요. 눈도 빠질 듯 아파서 안과도 갔지요. 안압 검사랑 이것저것 검사를 했는데, 역시 이상이 없다고 했어요"라며 두통과 목의 통증 외에도 자잘한 불편 증상들에 시달리고 있다고 했다. 항상 속이 더부룩하고 메스꺼워서 위 내시경도 두 번이나 했다는 그녀에게 돌아오는 답은 '신경성'이라는 진단뿐이었다고 한다. 특별한 원인을 못 찾았다는 것이다.

"겉보기에는 멀쩡한데 계속 아프고, 많은 병원을 돌아다녀도 좋아지지 않아 우울증까지 생겼어요"라는 김은미 씨의 얼굴엔 수심이 가득했다. "평소에 어깨가 무겁고 뒷목이 뻐근하기는 했지만 심하지 않았어요. 그럭저럭 참을 만했죠. 그래서 목을 검사해볼 생각은 못했어요" 하며, 최근에서야 목이 심하게 아프고 좌우로 돌리기 힘들어 척추 검사를 받기 위해 내원했다는 것이다.

MRI 검사를 해보았더니 예상대로 그녀에게서 '다발성 경추 퇴행성 디스크병'이 발견되었다. 다행히 디스크에 퇴행성 변화만 있을 뿐 신경 압박은 없었다. 이런 경우를 최근 많이 볼 수 있다. 나쁜 자세와 생활습관 때문에 서서히 디스크가 하나씩 망가져 목 전체의 디스크에 퇴행이 진행되면 목에 통증이 생기기 전 두통이나 어지럼증, 안구동통, 메스꺼움 등의 증상이 먼저 나타난다. 김은미 씨처럼 다른 질환과 감별되지 않는 경우도 흔하다.

신경 압박이 없었으므로 수술적 치료는 전혀 고려하지 않았다. 그래서 '경막외 신경 성형술'을 시행하고, 등 근육을 길러 자세를 교정하도록 했다. 김은미 씨는 하루에 8시간 이상을 앉아서 근무하는 환경 때문에 꾸준히 운동을 하거나 등을 곧게 펴서 목의 자세를 똑바르게 유지하기 힘들었다.

그러나 워낙 여러 통증으로 고생했던 터라 처방해준 대로 정말 열심히 노력했다고 한다. 2개월 뒤 어느 날, 김은미 씨가 꽃다발을 한 아름 안고 진료실로 찾아왔다. 그동안 어떤 치료에도 낫지 않던 두통이 사라진 데에 대한 감사의 마음을 전하고 싶다고 했다. 나는 사실 크게 해준 것이 없다. 그저 조금 상황이 나아지도록 도와주었을 뿐이다. 나쁜 습관을 고치고, 꾸준한 근력 운동만 시행했는데 디스크가 자연스럽게 좋아진 것이다. 이렇게 아주 약간의 노력만 기울여도 목 건강은 쉽게 증진될 수 있다.

수년 전, 장병욱 씨가 아들이 미는 휠체어를 타고 진료실로 들어오던 장면이 떠오른다. "2개월 전부터 양쪽 다리가 많이 아파서 잘 걸을 수가 없습니다"라며, 시골에서 간단한 물리 치료를 받으면서 주변 사람들이 권유하는 침 치료만 받았다고 했다. 그는 곧 "지난 주부터는 다리에 힘이 빠지고, 혼자 힘으로 일어설 수도 없고 화장실에 가기도 힘듭니다"라고 증상을 설명했다.

양쪽 다리에 통증이 나타나는 증상과 함께 근력이 저하되어 있었다. MRI 검사를 해보니 '척추 전방 전위증'이었다. 척추의 뼈가 어긋나서 신경을 누르는 병이다. 초기에는 협착증과 유사한 증상을 보여 협착증 치료만 받는 경우가 많다. 그러다 병이 진행되어 아래쪽 척추의 1/4 이상이 미끄러지면, 다시 말해 아래쪽 척추뼈가 심하게 어긋나면 수술을 해야 한다.

장병욱 씨는 제2기 전방 전위인 상태로, 수술이 시급한 상황이었다. 운동신경의 마비 증상까지 보이므로 서둘러 일정을 잡고 척추뼈를 제 위치에 맞춘 후 나사못을 고정하는 '미세 골 유합술'을 시행하였다. 수술은 아주 성공적이었고 다행히 마비가 풀려 예전처럼 잘 걸을 수 있게 되어 퇴원하였다.

그런데 몇 개월 뒤 장병욱 씨가 다시 병원을 방문했다.

"수술을 해서 걸을 수 있게 된 것은 좋은데, 괜히 수술을 받은 것 같습니다."

나는 "수술 전과 비교하면 통증도 없고, 잘 걷게 되었는데 어떤 점이 만족스럽지 못하세요?"라고 물었다. 그는 "요새 친구들과 게이트볼을 즐겨 하는데, 허리를 구부리고 게임을 하다 보면 허리가 뻐근합니다. 예전에는 이렇지 않았어요"라는 대답을 했다.

솔직히 기가 막혔다. 심한 통증과 보행 장애에서 벗어나 게이트볼까지 즐길 정도로 몸이 회복되었는데, 고작 허리의 뻐근함 때문에 수술이 불만족스럽다니! 당황스러웠지만 다시 그에게 찬찬히 현재의 상황을 이해시키고, 유연성 운동과 근력 운동을 더욱 열심히 하도록 설명했다.

아무리 수술을 잘 하고, 의학적으로 치료가 잘 되었더라도 일상생

활에서 느끼는 불편함까지 줄여주지 못하면 만족하지 못하는 환자
들의 마음을 조금 이해할 수 있게 된 계기였다.

그러니 여러 차례 강조한 대로, 나이를 거꾸로 먹을 수 없는 것처
럼 척추 건강은 한번 잃으면 치료 후에도 완벽하게 정상적인 상태
로 돌아갈 방법이 없다는 점을 기억하자. 어릴 때부터 척추를 관리
하고, 질환이 생긴 이후에는 꾸준한 노력으로 이를 보완해나가는 노
력이 반드시 필요하다.

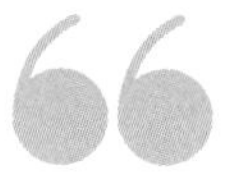

근력 강화 운동으로
보행 장애를 막다

김성훈 / 52세

누구나 수술을 두려워하기 마련이다. 특히 우리나라에는 '몸에 칼을 대면 안 좋다'는 생각이 예로부터 깊숙이 뿌리박혀 있다. 그래서 불가피하게 수술이 필요한 경우에도 미루고 미루며, 제때 치료를 받지 않아 고생하는 사람이 많다.

중소기업을 운영하고 있는 50대 중반의 김성훈 씨가 진료실에 절뚝거리며 들어왔다.

"요즘 오른쪽 발목이 움직이지 않아 절뚝거리며 걷게 됩니다. 처음 발목이 아프기 시작했을 때처럼 통증이 심하지 않은데, 점점 발목을 위로 드는 힘이 떨어져 걸을 때 발이 끌리고 자꾸 넘어질 것 같습니다."

자세히 살펴보니, 김성훈 씨의 오른쪽 종아리는 왼쪽에 비해 눈에 띄게 가늘어져 있었고 발목의 힘이 많이 떨어져 있었다. 그는 계속해서 증상을 설명했다.

"6개월 전에 집에서 조그마한 박스를 드는데, 갑자기 허리가 뜨끔하면서 주저앉았어요. 괜찮겠지 싶어서 일단 파스만 붙이고 넘어갔는데 그날 저녁부터는 다리가 아파 움직일 수가 없었습니다."

밤에 응급실까지 가서 진통제를 맞았다고 했다. 이후 동네 병원에 가서 물리 치료를 받으며, 약을 처방받아 먹었는데 한 달이 지나도 허리의 통증이 좋아지지 않아 다른 병원을 찾아 MRI 검사를 받았단다. 진단명은 '디스크 탈출증'이었다. 수핵이 흘러내려 신경이 많이 눌려 있기 때문에 디스크를 제거하기 위한 수술이 필요하다는 소견을 들었다고 했다.

그런데 김성훈 씨는 수술을 미뤘단다. "다들 허리를 수술하면 큰일 난다고 하고, 너무 겁이 나서 도망치듯 병원을 나왔습니다"라고 했다. 주변에서 수술에 대한 부정적인 이야기만 많이 들었던 디라 수술을 안 하고 낫는 방법을 찾아 주사도 여러 차례 맞고, 한방 치료나 시술 등 비수술적 요법은 안 해본 것이 없을 정도였다. 그러는 동안 통증이 점차 줄어들어 밤에 잠은 잘 수 있게 되었다고 한다.

그러나 통증이 줄었다고 해서 근본적인 문제가 해결된 것이 아니었다. "한 달 전부터 오른쪽 종아리의 크기가 급격히 줄어드는 것을 발견했어요. 점차 발목의 힘이 떨어져서 걸을 때 뒤뚱거리게 됩니다”
라며 평소와 다른 이상 증세가 느껴져, 병원을 찾아왔다는 것이다.

다시 MRI 촬영을 시행하였더니 터져나온 디스크가 여전히 신경을
누르고 있었다. 협착증까지 동반되어 있었던 것으로 보였으며, 신경
이 심하게 눌려 있었다. 그에게 상황을 설명하고 ‘미세 현미경 디스
크 절제술’을 시행하였다.

다행히 미세 침습적 접근으로 주변 조직의 손상을 최소화하고 성
공적으로 디스크 조각을 제거할 수 있었다. 하지만 6개월가량 눌려
있던 신경의 기능이 금방 좋아지지 않았고, 그렇기 때문에 위축됐던
근육이 단번에 원래대로 돌아올 수 없었다. 그래서 김성훈 씨에게
근육 운동 방법을 가르쳤다. 또한 매일 헬스클럽을 다니며 위축된
종아리 근육을 강화하라고 운동 처방을 주었다. 6개월 뒤 만난 김성
훈 씨는 다행스럽게도, 거의 정상에 가깝게 근육이 회복되어 정상적
인 보행이 가능한 상태로 병원을 찾아왔다.

김성훈 씨가 조기에 적절한 수술을 받고 운동을 빠른 시일 내에
시행했다면 근육의 위축까지는 오지 않았을 것이다. 다행히 다리 근
육이 회복되었으나, 근육의 위축이 호전되지 않아 영구적인 장애가
남는 경우도 종종 있다. 따라서 무작정 수술이 두렵다며 피하지 말
고, 평소와 다른 증세가 느껴진다면 통증이 없더라도 병원을 찾아와
야 한다. 정확한 진단을 받고, 상태에 따라 적절한 치료를 받는 것이
제일 중요하다.

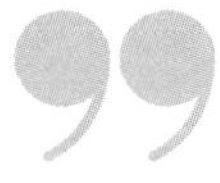

증상을 자세히 설명해
엉치 통증을 제때 치료하다

박미단 / 76세

노화가 찾아오면 척추나 전신의 관절에 퇴행이 더 빠르게 진행된다. 그래서 여러 부위에 동시 다발적으로 관절염이 진행되기도 한다. 또한 퇴행성 질환들은 증상이 유사한 경우도 많아, 여러 부위에 비슷한 증상이 나타나면 어떤 병이 주된 병변인지 의사들도 정확히 알기 어려운 경우도 있다.

70대 중반의 박미단 씨는 엉치가 아파 병원을 찾았다. "고관절이 아파서 그동안 여러 병원을 다니며 약을 먹고, 주사도 맞았지만 낫지 않아요"라며 앉기도 불편한 엉치 통증으로 벌써 몇 달째 고생하고 있었다. 일반적인 요추 X-ray 정면 사진에도 고관절이 일부 보이

243

는데, 신경외과 의사인 내가 보기에도 고관절에 퇴행성 변화가 관찰되었다. 그런데 요추부에도 엉치 통증을 유발할 수 있는 병변이 의심되었다.

다시 한 번 박미단 씨에게 "정확히 어디가 아픈지 손으로 짚어보세요"라고 하자, 그녀는 엉뚱하게도 '고관절이 아닌 부위'를 가리켰다. 좌골신경통이 의심되었다. 의심되는 바를 설명하고, 요추 MRI 검사를 시행하였다. 역시 심한 요추부 척추관 협착증이 있었다. 간단한 척추관 확장술을 하자 오랫동안 그녀를 힘들게 했던 엉치 통증이 사라졌다.

종종 환자들이 증상을 말할 때, 특정 의학 용어나 해부학 용어를 사용한다. "고관절(골반)이 쑤셔요", "견관절(어깨)이 아파요" 등 특정 질환을 의심하게 만드는 용어를 사용하는 것이 때때로 진단에 걸림돌이 되기도 한다.

현대 의학은 굉장히 세분화되어 있기 때문에 의사들도 자신의 분야에 대해서는 아주 전문적인 지식이 있지만 다른 진료과의 질환에 대한 조예는 깊지 못하다. 특히 증상이 유사한 경우에는 환자가 지칭하는 부위의 질환에만 집중적으로 치료를 시행하는 오류를 범할 때도 있다.

물론 그 부위에 병이 없는 것은 아니다. 위의 사례에서 보듯 '고관절'이 아프다는 환자 말대로 X-ray 검사에서도 퇴행성 고관절염이 관찰되었다. 그렇기 때문에 의사는 고관절 치료부터 시행했을 것이다. 하지만 증상이 나아지는 기미가 없어서 환자가 다른 병원을 찾는 상황이 반복되면서 계속 고관절 치료만 해온 것이 문제를 더욱 크게 만들었다. 치료를 하는데도 차도가 없으면 감별해야 할 척추질환으로 시선을 돌려야 되는데, 지속적인 치료와 관찰이 따르지 못했던 상황을 맞은 것이다.

따라서 병원을 찾아 진료를 받을 때는 정확히 알지 못하는 의학 용어를 쓰는 대신, 자신이 가진 증상을 최대한 있는 그대로 자세히 말하는 것이 진단에 도움이 된다는 점을 기억하자. 그래야 빠르고 정확하게 진단받을 수 있고 이를 바탕으로 제때 필요한 치료를 받을 수 있으니 말이다.

척추는 한 번의 수술로
고칠 수 없는 걸까요?

권영준 / 41세 · 남성철 / 65세

수술을 받더라도 사후 관리가 중요하다는 점은 아무리 강조해도 지나치지 않다. 평소 테니스를 즐기는 권영준 씨는 4년 전, 제5번 요추와 제1번 천추 사이에서 발생한 디스크 탈출증으로 수술을 받은 적이 있는 환자다. 이후 아무런 증상 없이 일상생활을 하고, 취미 활동도 지장 없이 해왔다.

그러던 어느 날 권영준 씨가 진료실을 찾아왔다. "수술을 받고는 한 번도 아픈 적이 없었어요. 그래서 테니스도 열심히 쳤습니다. 지난 주 동료와 시합 도중 갑자기 다리에 극심한 통증이 생겼어요."라며 말이다. 아픈 부위가 다르지만 아픈 양상은 4년 전, 수술을 받기

전과 비슷하다며 겁이 나서 병원을 찾은 것이다.

검사상, 수술을 받았던 제5번 요추와 제1번 천추 사이의 디스크는 이미 주저앉아 있었고, 바로 윗마디의 제4번 요추와 제5번 요추 사이에서도 디스크가 탈출되었다. 다시 수술이 필요한 상황이었다. 다행히 국소 마취를 하고, '내시경 디스크 절제술'로 치료가 가능했다. 권영준 씨의 경우는 동일 부위에서 나타난 동일 병변이 아니므로 '재발'이라고 말하기 어렵다. 즉, 동일한 병이 다른 부위에 생긴 것이다. 물론 동일 부위에 동일 병변이 생기기도 하는데, 이때는 '재발'이라고 부른다.

65세의 남성철 씨의 상황도 살펴보자. 남성철 씨는 7년 전에 제4번 요추와 제5번 요추 사이에 골 유합술을 받았다. 그는 병원에 내원해 "최근에 앉아 있다가 일어날 때 허리가 많이 아프고, 조금만 걸어도 다리가 저리고 당깁니다"라며 수술한 부위가 잘못된 것은 아닌지 검사를 다시 받고 싶어 했다.

검사상 골 유합술을 시행한 부위는 아무 이상이 없었으나 제3번 요추와 제4번 요추 사이에서 전방 전위증이 관찰되었다. 골 유합술을 시행하면 그 부위의 움직임이 제한되므로, 인접한 부위에 가해지는 압력이 증가된다. 따라서 골 유합술 이후 인접 부위에 협착증이나 디스크 탈출증 또는 전방 전위증이 생기는 일이 흔하다. 남성철 씨처럼 전방 전위증이 생기면 앞선 수술에서 삽입한 나사못을 제거하고, 위쪽으로 골 유합을 연장하여 다시 나사못을 고정하는 큰 수술이 필요할 수 있다.

앞서 말한 권영준 씨는 평소 테니스를 즐겨 치면서 스스로 충분히 운동을 하고 있다고 생각해 별다른 척추 관리를 하지 않았던 것이 문제가 됐다. 일상생활보다 조금 더 격렬한 움직임을 해야 하는 스포츠를 즐기려면 이를 감당할 만한 척추 근력이 있어야 한다. 운동선수들처럼 특정 종목을 수행하기 위한 기초 근력 운동을 열심히 해야 하는데, 환자들은 대부분 기초 근력 운동을 등한시하기 때문에 추가적으로 병변이 생기거나 재발을 경험하게 되는 것이다.

남성철 씨도 수술 후 경과가 좋아 가볍게 걷는 운동 정도만 해왔다고 한다. 그러나 골 유합술을 받은 환자의 경우에는 인접한 부위에 추가적으로 병변이 발생할 수 있으므로 수술 직후부터 등 근육 강화 운동에 주력해야 한다.

재발을 막을 왕도는 없다. 이미 한번 퇴행성 병변이 생긴 척추에 추가적인 문제가 생기는 확률은 정상인에게 척추질환이 발생될 확률보다 훨씬 높다는 사실을 잊어서는 안 된다. 꾸준한 관리만이 해답이라는 것을 기억하자.

운동을 위한 '운동'은
무엇인가요?

박진원 / 52세 · 김효선 / 47세

박진원 씨와 김효선 씨가 진료실을 찾았다. 그들은 평소 자전거와 스키 등 야외 활동을 즐기는 건강한 부부다.

"아내가 몸이 약해 8년 전부터 부부가 같이 운동을 시작했습니다. 요즘에는 자전거를 타러 다니지요."라는 박진원 씨는 보기에도 나이에 비해 젊고 건강해 보였다. "처음에는 가벼운 조깅으로 시작했는데 자전거에 푹 빠져 매주 100km 이상 자전거를 타고 교외로 나가고, 겨울에는 스키를 즐겨 탑니다. 남편은 겨울만 되면 거의 매일 스키를 타는 매니아예요"라는 김효선 씨. 부부가 경쟁이라도 하듯 서로 하고 있는 운동을 나열했다. 그런데 왜 병원을 찾았는지 궁금해

“운동할 때 어디가 불편하세요?”라고 물었다.

김효선 씨는 “자전거를 탈 때 허리가 많이 아프고, 최근에는 다리가 저리고 당겨요. 사실 이번에는 남편 때문에 병원에 왔는데, 저도 진료를 보려고요”라고 했다.

다시 남편의 얼굴을 쳐다봤다.

“2주 전 스키를 타다가 크게 넘어졌는데, 그 뒤로 오른쪽 다리가 아프고 힘을 줄 수가 없습니다.”

박진원 씨는 집 근처의 병원에서 물리 치료를 받고 주사도 맞았는데 통증이 호전되지 않는다고 했다. “운동도 열심히 하고 건강하다고 자신했는데, 이렇게 통증이 심하고 오래갈 줄 몰랐습니다”라는 말도 덧붙였다.

아무래도 증상이 심상치 않아, MRI 검사를 권하고 결과를 보았다. 박진원 씨는 디스크 탈출증이었다. 제4번 요추와 제5번 요추 사이에서 디스크가 터져 나와 신경을 심하게 누르고 있었다. 발목의 근력도 저하되어 미세 현미경 수술을 시행하기로 했다.

김효선 씨는 X-ray 검사상 ‘협부 결손형 척추 전방 전위증’이었다. 아직 1단계 전방 전위증이라 수술 대신 시술을 하기로 하였다. 두 사람 모두 적절한 치료를 받아 증상은 곧 호전되었으나, 앞으로 좋아하는 운동을 제대로 못할까봐 걱정이 태산이었다.

나는 이들에게 “운동을 하기 위한 ‘운동’을 해야 합니다”라고 당부했다. 부부는 의아한 표정이었다. 평소에 운동을 그렇게 많이 하는데, 또 운동을 하라니 무슨 말이냐는 듯한 표정이었다.

최근 여가 시간이 늘어나고 건강에 관심이 많아지면서 운동을 열심히 하는 사람들이 많아졌다. 단순한 달리기에서 나아가 마라톤을 하는 사람도 있고, 하루에 100km 이상 자전거를 타는 운동을 수일간 연속으로 하는 사람도 있다. 다양한 종목의 스포츠를 운동선수들에 버금갈 만큼 하는 사람들도 드물지 않게 본다.

그에 따라 스포츠로 인한 외상도 상대적으로 증가하고 있다. 또한 운동을 즐기는 연령층이 점차 높아지면서 평소 가지고 있던 척추나 관절의 퇴행성 질환이 악화되는 경우도 많다.

스포츠를 직업으로 삼은 프로 운동선수들도 정해진 운동량을 소화하기 위해 상당한 시간을 기초 근력 운동에 투자한다. 어릴 때부터 운동으로 단련되지 않은 일반인이 많은 양의 운동을 견디기 위해서는 운동선수들이 하는 것보다 더욱 많은 기초 근력 운동을 해야 한다. 하지만 실상은 기초 운동에 거의 투자하지 않고 '즐기는 운동'으로 모든 운동을 다 했다고 생각한다.

별다른 증상이 없더라도 퇴행성 질환은 나이가 들수록 점차 진행해간다. 만약 자신의 상태를 정확히 모르고, 몸이 견딜 수 있는 것 이상의 부하가 지속적으로 가해진다면 언젠가는 질환이 찾아올 수밖에 없다. 따라서 근력 운동으로 몸이 견딜 수 있는 한계치를 꾸준히 높여야 하는 것이다.

걷기, 달리기, 등산, 수영, 테니스, 배드민턴, 골프, 자전거, 스키 등 전부 나열할 수 없을 정도로 많은 레저스포츠가 성행한다. 우리가 점차 건강에 관심을 기울이는 시대에 살고 있다는 증거이기도 하다. 또한 노년층의 건강 상태도 많이 호전되어, 대부분의 사람들이 건강한 노후를 보내며 산다. 따라서 질환 없이 오래오래 자신의 취미 생활을 즐기고 싶다면 '운동을 수행하기 위한 기초 운동'을 하는 데 더욱 많은 시간을 투자해야 한다.

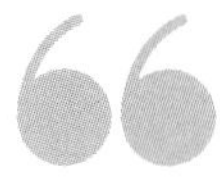

88세 할머니도 받을 수 있는
안전한 수술은 있다

황윤숙 / 88세

내가 레지던트 시절에는 70세 이상 고령의 환자가 퇴행성 질환을 치료받기 위해 병원에 오는 경우가 흔치 않았고, 간혹 있더라도 의사들이 수술을 포함한 적극적인 치료를 권하는 경우도 아주 드물었다. 하지만 최근에는 80세 이상의 환자도 많고, 90대의 환자도 시술이나 수술을 받는 일이 드물지 않다. 평균 수명이 늘고, 사람들의 건강 상태가 좋아진 것이 가장 큰 이유지만 의료 기술의 발전도 큰 역할을 했다.

88세의 황윤숙 할머니가 자녀들과 함께 진료실을 찾았다. 걱정스런 표정으로 "왼쪽 엉치가 떨어져나가게 아파서 똑바로 누울 수 없고, 다리가 저려 걷기도 힘듭니다. 그런데 수술은 죽어도 안 할 거예요"라는 할머니. 예전에 수술을 받은 친구들이 하나같이 수술을 받은 후에 더 아팠단다. 게다가 나이가 있으니 마취에서 깨어나지 못할 것 같다며 절대로 수술은 안 받겠다고 두 번, 세 번 다짐을 받는 것이었다.

황윤숙 씨는 통증이 있다는 것 외에는 연세에 비해 무척 건강해 보였다. 특별한 질환이 없을 뿐 아니라 돋보기도 안 쓸 정도로 눈이 밝고, 귀도 잘 들리는 정정한 할머니였다. MRI 검사를 해보니 제5번 요추와 제1번 천추 사이에 추간공 협착증이 있었다. 신경의 구멍이 막혀 신경근이 눌리는 현상이다.

일반적으로는 후궁을 제거한 뒤 주저앉은 디스크 사이를 벌리고 케이지를 넣어 추간공을 넓혀주는 후방 골 유합술을 시행한다. 그런데 후방 골 유합술은 고령의 환자에게 시행하기에는 부담감이 있다. 보통 전신 마취를 하고, 척추 마취를 하더라도 절개가 크고 근육을 벌려 장시간 수술을 시행하기 때문이다. 따라서 출혈도 많고, 장시간의 수술로 인해 회복 기간도 길어진다. 황윤숙 할머니와 같은 고령의 환자에게 일반적인 방법으로 수술을 하기가 꺼려지는 것도 사실이다.

나는 황윤숙 할머니에게 '미세 현미경 추간공 확장술'을 권하였다. 좁아진 추간공을 넓히기 위해 골 유합술을 하지 않고, 조그맣게 절개를 한 뒤 신경근이 지나갈 구멍을 넓혀주는 수술이다. 아무리

작은 규모라도 수술이기에 88세의 환자를 설득하기는 쉽지 않았다. 우선 '수술'이라는 말에 대한 거부감을 줄이기 위해 한참을 설명해야 했다. 실제로 미세 현미경 추간공 확장술은 척추를 마취한 뒤 진행하고 30분 정도 걸리는 간단한 수술이므로 고령의 환자에게도 큰 부담이 되지 않는다.

다행히 성공적으로 수술이 진행되어 다음 날 아침 회진에서 할머니의 웃는 얼굴을 볼 수 있었다. "아휴, 너무 고마워요. 좋은 선생님을 만나서 내가 걷게 되었네요"라고 말하던 환자를 보는 순간이 의사에게는 가장 보람 있는 시간이다.

환자의 상태에 따라 시행할 수 있는 수술은 한정적일 수 있고, 환자가 특정 수술을 거부하는 경우도 있다. 그러나 적합한 치료 방법을 결정했다면 충분히 환자가 이해할 만큼 설명하고 설득하는 과정도 거쳐야 한다. 환자가 자신의 상태와 이후의 치료 과정을 제대로 이해했을 때 치료의 효과도 더욱 커지기 때문이다.

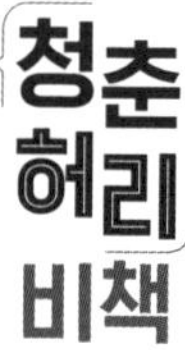

펴낸날 초판 1쇄 2017년 10월 16일 ｜ 초판 2쇄 2020년 3월 2일

지은이 이승철

펴낸이 임호준
이사 김공필
본부장 김소중
편집 박햇님 고영아 이한결 이상미 현유민
디자인 김효숙 정윤경 ｜ **마케팅** 정영주 길보민
경영지원 나은혜 박석호 ｜ **IT 운영팀** 표형원 이용직 김준홍 권지선

기획 김희현 ｜ **일러스트** 영수
인쇄 (주)웰컴피앤피

펴낸곳 (주)헬스조선 ｜ **발행처** (주)헬스조선 ｜ **출판등록** 제2-4324호 2006년 1월 12일
주소 서울특별시 중구 세종대로 21길 30 ｜ **전화** (02) 724-7664 ｜ **팩스** (02) 722-9339

© 이승철, 2017

ISBN 979-11-5846-189-8 13510

• 이 도서의 국립중앙도서관 출판예정도서목록(CIP)은 서지정보유통지원시스템 홈페이지(http://seoji.nl.go.kr)와
  국가자료공동목록시스템(http://www.nl.go.kr/kolisnet)에서 이용하실 수 있습니다. (CIP제어번호: CIP2017025613)